La santé au Québec

Des mêmes auteurs

Estelle CHIRURGIEN
Comment trouver : la recherche d'information plaNETaire
Sainte-Foy : MultiMondes, 2001

Ludovic HIRTZMANN
Vivre au Québec
Sainte-Foy : MultiMondes, 2000
L'investisseur branché
Sainte-Foy : MultiMondes, 2001

Données de catalogage avant publication (Canada)

Hirtzmann, Ludovic, 1966-

La santé au Québec : les services de santé, les services sociaux, les sites Web

Comprend des réf. bibliogr. et un index.

ISBN 2-89544-025-5

1. Santé, Services de – Québec (Province). 2. Services sociaux – Québec (Province).
3. Santé, Services de – Québec (Province) – Ressources Internet. 4. Services sociaux –
Québec (Province) – Ressources Internet. 5. Santé – Ressources Internet.
I. Chirurgien, Estelle. II. Titre.

RA450.Q8H57 2002   362.1'09714   C2002-940213-1

17,95$
04/02

La santé au Québec

Ludovic Hirtzmann
Estelle Chirurgien

- Les services de santé
- Les services sociaux
- Les sites Web

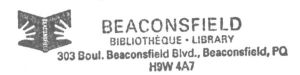
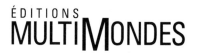

ÉDITIONS
MULTIMONDES

Révision linguistique : Steve Laflamme
Conception et réalisation graphiques : Gérard Beaudry
Impression : AGMV Marquis Imprimeur inc.
© Éditions MultiMondes 2002
ISBN 2-89544-025-5
Dépôt légal – Bibliothèque nationale du Québec, 2002
Dépôt légal – Bibliothèque nationale du Canada, 2002

ÉDITIONS MULTIMONDES
930, rue Pouliot
Sainte-Foy (Québec) G1V 3N9
CANADA
Téléphone : (418) 651-3885
Téléphone sans frais depuis l'Amérique du Nord : 1 800 840-3029
Télécopie : (418) 651-6822
Télécopie sans frais depuis l'Amérique du Nord : 1 888 303-5931
multimondes@multim.com
http://www.multim.com

DISTRIBUTION EN LIBRAIRIE AU CANADA
Diffusion Dimedia
539, boulevard Lebeau
Saint-Laurent (Québec) H4N 1S2
CANADA
Téléphone : (514) 336-3941
Télécopie : (514) 331-3916
general@dimedia.qc.ca

DISTRIBUTION EN BELGIQUE
Librairie Océan
139, avenue de Tervuren
1150 Bruxelles
BELGIQUE
Téléphone : 02 732 35 32
Télécopie : 02 732 35 32
willy.vandermeulen@skynet.be

DISTRIBUTION EN FRANCE
Librairie du Québec
30, rue Gay-Lussac
75005 Paris
FRANCE
Téléphone : 01 43 54 49 02
Télécopie : 01 43 54 39 15
liquebec@cybercable.fr

DISTRIBUTION EN SUISSE
SERVIDIS SA
Rue de l'Etraz, 2
CH-1027 LONAY
SUISSE
Téléphone : (021) 803 26 26
Télécopie : (021) 803 26 29
pgavillet@servidis.ch
http://www.servidis.ch

Les Éditions MultiMondes reconnaissent l'aide financière du gouvernement du Canada par l'entremise du Programme d'aide au développement de l'industrie de l'édition (PADIÉ) pour leurs activités d'édition. Elles remercient la Société de développement des entreprises culturelles du Québec (SODEC) pour son aide à l'édition et à la promotion.

Gouvernement du Québec – Programme de crédit d'impôt pour l'édition de livres – gestion SODEC.

Avant-propos

« L e corps humain est composé de quatre humeurs, à savoir : de sang, de colère, de phlegme et de mélancolie. » C'est ce que l'on peut lire dans le *Recueil des remèdes faciles et domestiques*, un ouvrage français de médecine datant de 1765. Les certitudes médicales d'antan nous font sourire, parfois nous inquiètent. Au début du 20e siècle, la médecine semble si lointaine. Une de nos grands-mères nous confiait : « À l'époque, les docteurs nous faisaient des saignées, car ils considéraient que nous avions le sang trop fort. » De telles pratiques étaient donc fréquentes il y a encore 80 ans. En regardant la façon dont nous sommes soignés aujourd'hui, qu'est-ce qui fera sourire nos petits-enfants dans un demi-siècle ? Bien malin qui saurait répondre à une telle question. Est-ce notre mode de santé alimentaire et notre apathie devant les aliments transgéniques ? S'agit-il de certains des médicaments que nous avalons quotidiennement ? Est-ce tout simplement notre système de santé que l'OMS, l'Organisation Mondiale de la Santé, a classé trentième à l'échelle mondiale ? Dans ce livre, nous vous donnons les clés pour que vous puissiez répondre vous-même à ces questions et en soulever bien d'autres.

Table des matières

Avant-propos vii

PREMIÈRE PARTIE : *Les services de santé*...1

Mieux comprendre les différentes spécialités médicales 5

La Régie de l'assurance maladie du Québec 6

La carte d'assurance maladie 6

L'assurance maladie 7

Les services couverts par l'assurance maladie 8

Les centres hospitaliers 8

Le transport en ambulance 9

Le centre local de services communautaires (CLSC)...9

Les cliniques..12

Les médecins 12

Les infirmières et infirmiers 13

Info-Santé...13

Les soins à domicile 14

Les dentistes..14

Les pharmaciens 15

L'industrie pharmaceutique et ses liens avec les médecins..................................15

Les maladies rares ou peu connues..16

Les médicaments 17

Les associations professionnelles 18

La couverture médicale hors Québec 20

La médecine de voyage 22

Les médecines douces 23

La santé et les ordinateurs 26

La santé mentale 28

La santé alimentaire et les OGM 31

La bioéthique 34

La médecine du futur 37

La santé et la justice 38

Les premiers soins 40

Les services d'urgence 40

Un comparatif des systèmes de santé dans le monde 41

DEUXIÈME PARTIE : Les services sociaux 45

Les allocations familiales 45

Les prestations spéciales de grossesse et d'allaitement 46

L'allocation de maternité 47

La prestation de maternité 47

L'adoption 48

La rente d'orphelin 49

Le programme APPORT 50

Les garderies 50

Le Conseil de la famille et de l'enfance 53

Le Conseil permanent de la jeunesse 53

L'assurance emploi 55

La carte d'assurance sociale ou NAS (numéro d'assuré social) 55

L'aide de dernier recours 56

Le régime de rentes du Québec 56

Comparatif des régimes de retraite dans le monde 57

Les services pour les personnes âgées 58

Le Conseil des aînés 61

Les services pour les personnes handicapées 61

Les organismes d'aide aux drogués et aux alcooliques 64

L'indemnisation des victimes d'actes criminels 67

Les centres de documentation spécialisés 67

TROISIÈME PARTIE : *Les sites Web* 69

Les fédérations de médecins 71

L'assurance maladie 73

Les centres hospitaliers 74

Les infirmières et infirmiers 75

Les dentistes 77

Les pharmaciens 79

L'information médicale 81

Les associations professionnelles et les organismes de santé 89

La médecine de voyage 93

La médecine sportive 94

Les médecines douces 94

Les régimes alimentaires 97

La santé au travail 98

La santé mentale 102

La santé alimentaire et les OGM 106

La bioéthique 108

Les allergies 111

Les centres de recherche 112

Le secourisme – Les premiers soins 114

Les allocations familiales 115

L'adoption 117

La retraite...119

Les aînés 119

La famille...121

Les enfants 122

Les garderies 123

Les personnes handicapées 124

Les personnes non voyantes 125

Les organismes d'aide...127

Les organismes d'aide pour les jeunes..130

Les centres de documentation spécialisés 132

Les répertoires dans Internet 134

Les revues et journaux médicaux..135

Les listes et forums de discussion 138

Les organismes mondiaux 138

Les organismes européens...139

Du côté de la Belgique…...140

Du côté de la France…...142

Du côté de la Suisse… 143

Les inclassables..144

Bibliographie 147

Index général..149

Première partie

Les services de santé

À votre santé ! Même lorsque l'on déguste un verre d'alcool, la santé reste une préoccupation de chaque instant. Et pour cause. « Le système des services de santé et des services sociaux regroupe plus de 600 établissements publics et privés, des centaines de cliniques médicales et plus de 2 000 organismes communautaires. Près de 10 % de la main-d'œuvre du Québec y travaille. » C'est dire l'importance de la santé à la fois dans notre vie quotidienne et dans le système économique du pays. Il serait difficile de ne pas y penser. Le ministère de la Santé « dirige » le système de santé, relayé par dix-huit régies régionales. Les citoyens québécois peuvent demander à recevoir des soins dans les Centres Locaux de Services Communautaires (CLSC), les centres hospitaliers, les cabinets de médecins et les cliniques. Tout un programme pour être bien soigné !

Le ministère de la Santé et des Services sociaux

Cabinet du ministre
1075, chemin Sainte-Foy, 15e étage
Québec (Québec)
G1S 2M1
Tél. : (418) 266-7171

http://www.msss.gouv.qc.ca/

Le ministère de la Famille et de l'Enfance

600, rue Fullum
Montréal (Québec)
H2K 4S7
(514) 873-2323
Ailleurs au Québec : 1 800 363-0310

http://www.mfe.gouv.qc.ca/

Population du Québec 1989-2000

Année	Population (en milliers)	Naissances	Décès	Accrois-sement naturel	Indice fécondité	Poids démogra-phique du Québec
1989	6 886,4	91 751	48 336	43 415	1,5	25,5
1990	6 961,7	98 013	48 651	49 362	1,6	25,3
1991	7 033,4	97 348	49 243	48 105	1,7	25,2
1992	7 083,3	96 054	48 963	47 091	1,7	25,1
1993	7 143,7	92 322	51 831	40 491	1,6	25,0
1994	7 190,3	90 417	51 389	39 028	1,6	24,9
1995	7 224,9	87 258	52 722	34 536	1,6	24,8
1996	7 259,0	85 130	52 278	32 852	1,6	24,6
1997	7 293,7	79 724	54 281	25 443	1,5	24,4
1998	7 323,0	75 674	54 004	21 670	1,4	24,2
1999	7 349,1	73 579	54 500	19 079	1,4	24,1
2000	7 372,4	72 000	–	–	1,4	24,0

Source : Statistique Canada – Section des estimations démographiques – 2001

Espérance de vie et mortalité infantile
Indicateurs de l'état de santé de la population Québec et pays de l'OCDE – 1996

Pays	Espérance de vie à la naissance (années)		Mortalité infantile (par 1 000 naissances vivantes)
	Femmes	Hommes	Nombre
Japon	83,3	77,0	3,8
France	81,9	74,0	4,9
Suisse	81,9	75,7	4,7
Islande[1]	81,9	76,4	3,7
Espagne	81,6	74,4	5,0
Suède	81,5	76,5	4,0
Québec	**81,3**	**74,7**	**4,6**
Canada[1]	81,3	75,3	6,0
Italie	81,3	74,9	5,8
Pays-Bas	80,4	74,7	5,2
Allemagne	79,9	73,6	5,0
Nouvelle-Zélande[1]	79,5	74,2	7,0
États-Unis	79,4	72,7	8,0
Royaume-Uni[1]	79,3	74,4	6,2

1. Données de 1995 - OCDE 1997 – Statistiques de la population active 1986-1996 – Bureau de la statistique du Québec

Quelques chiffres sur la famille

Familles selon le type et le nombre d'enfants[1] – Québec, 1996

| | Total des familles | Familles biparentales | | Familles monoparentales | |
		Couples mariés	Couples en union libre	Pères seuls	Mères seules
Total des familles	**1 949 975**	**1 240 270**	**400 270**	**56 920**	**252 515**
Total des familles sans enfant à la maison	663 450	472 410	191 035	–	–
Total des familles avec enfant à la maison	1 286 525	767 855	209 230	56 920	252 520
Familles selon le nombre d'enfants à la maison :					
1 enfant	578 380	275 940	106 585	39 255	156 600
2 enfants	507 315	341 950	77 340	14 335	73 690
3 enfants	159 600	118 530	20 495	2 755	17 820
4 enfants	32 655	24 750	3 920	495	3 485
5 enfants et +	8 570	6 695	885	80	915
Nombre total d'enfants	2 249 410	1 451 465	343 050	454 890	376 280
Nombre moyen d'enfants par famille[2]	1,75	1,89	1,64	1,38	1,49

1. Enfants de tous âges jamais mariés à la maison
2. Familles avec enfants
Source : Statistique Canada, Recensement de 1996. Compilation : Bureau de la statistique du Québec

Des chiffres en pleine forme

✔ La migraine touche 12 % de la population mondiale.

✔ La consommation de tabac est passée de deux milliards de cigarettes au début du siècle dernier à 90 milliards aujourd'hui.

✔ Le coût du stress est évalué à 3 % du PNB des États-Unis.

✔ L'allergie alimentaire touche 1 à 2 % des individus.

✔ Il y aurait plus de 5 000 maladies rares.

✔ Plus de 63 % des essais cliniques en cours concernent le cancer.

✔ La moitié de la population chinoise est myope.

✔ Vingt pour cent des enfants américains sont obèses.

✔ Dans l'Antiquité, on réalisait des oreilles postiches avec des bistouris en silex. Tels étaient les premiers essais de chirurgie esthétique.

✔ Seuls 7% des nudistes souffrent d'hypertension contre 17% dans le reste de la population.

✔ Deux tiers des Britanniques préfèrent caresser leur animal plutôt que leur compagne ou compagnon.

MIEUX COMPRENDRE LES DIFFÉRENTES SPÉCIALITÉS MÉDICALES

« La crise économique n'a rien changé au régime des médecins. On est malade, on guérit et on meurt, que la monnaie soit légère ou lourde», rappelle Jean Éthier Blais, homme de lettres ontarien. Mais au fait, qu'est-ce que la médecine? Selon l'incontournable *Petit Larousse*, c'est «l'ensemble des connaissances scientifiques et des moyens mis en œuvre pour la prévention, la guérison ou le soulagement des maladies, blessures ou infirmités». Afin de bien y parvenir, le corps médical a choisi de se spécialiser. Malheureusement, le nombre croissant de spécialités médicales rend leur compréhension bien difficile pour un profane. C'est pourquoi nous vous proposons une brève recension des principales spécialités qui ont cours à ce jour. Ce ne sont là que les domaines les plus couramment évoqués dans le grand public. Le Collège des médecins du Québec recense 33 spécialités qu'il divise en cinq parties : médecine (59 %), chirurgie (26 %), radiologie (8 %), laboratoire (5 %), santé communautaire (2 %).

Médecine

Anesthésie-réanimation ; cardiologie ; dermatologie ; endocrinologie ; gastro-entérologie ; gériatrie ; hématologie ; immunologie clinique et allergie ; médecine interne ; néphrologie ; neurologie ; pédiatrie ; physiatrie ; pneumologie ; psychiatrie ; rhumatologie.

Chirurgie

Chirurgie cardiovasculaire et thoracique ; chirurgie générale ; chirurgie orthopédique ; chirurgie plastique ; neurochirurgie ; obstétrique-gynécologie ; ophtalmologie ; oto-rhino-laryngologie ; urologie.

Radiologie

Médecine nucléaire ; radiologie diagnostique ; radio-oncologie.

Laboratoire

Anatomopathologie ; biochimie médicale ; microbiologie médicale et infectiologie.

Santé communautaire

Santé communautaire

Nous vous invitons à découvrir le site de la Fédération des médecins spécialistes du Québec (qui, elle, reconnaît 35 spécialités) pour en savoir plus sur les spécialités médicales.

http://www.fmsq.org/

LA RÉGIE DE L'ASSURANCE MALADIE DU QUÉBEC

La Régie de l'assurance maladie du Québec est née le 1er novembre 1970 et assure tous les résidents du Québec. En pratique, cela signifie qu'il faut avoir la nationalité canadienne, résider au Québec et y demeurer au moins 183 jours par année.

Les immigrants reçus, les étrangers détenteurs d'un permis de travail ou d'études ainsi que les Canadiens d'autres provinces bénéficient des avantages de la Régie de l'assurance maladie à condition qu'eux aussi aient leur domicile au Québec et y résident au moins 183 jours annuellement.

Régie de l'assurance maladie du Québec

425, boulevard de Maisonneuve Ouest, bureau 300
Montréal (Québec)
H3A 3G5
Tél.: (514) 864-3411

http://www.ramq.gouv.qc.ca/

1125, chemin Saint-Louis
Sillery (Québec)
G1S 1E7
Tél.: (418) 646-4636

Si vous êtes mécontents des services de la Régie :

Commissaire aux plaintes des bénéficiaires :

À Québec: Tél.: (418) 682-5145
Ailleurs au Québec: 1 800 561-9749

Régie régionale de la santé et des services sociaux de Montréal-Centre (RRSSS)

3725, rue Saint-Denis
Montréal (Québec)
H2X 3L9
Tél.: (514) 286-5500

http://www.rrsss06.gouv.qc.ca/

LA CARTE D'ASSURANCE MALADIE

La carte d'assurance maladie, que l'on appelle aussi Carte Soleil eu égard au soleil imprimé sur chaque carte, est l'assurance en cas de maladie pour tous les citoyens québécois.

Elle vous donne accès gratuitement à la plupart des services de santé. Si vous avez été absent du Québec pendant plus de six mois, il est possible que vous n'ayez plus de carte. Pour en avoir une de nouveau, vous devez vous rendre à la Régie de l'assurance maladie du Québec, avec deux pièces d'identité (passeport, extrait de naissance, permis de conduire, etc.) et une photographie d'identité prise chez un marchand accrédité (Jean Coutu, Pharmaprix, etc.). Vous devez également fournir une preuve de votre domicile. Si vous n'avez pas encore de bail, vous devez faire remplir une déclaration par votre propriétaire. Ce dernier doit remplir une déclaration assermentée.

Chaque membre de la famille doit avoir une carte. Les enfants de moins de 14 ans n'ont pas besoin de fournir une photographie pour obtenir leur carte. Une fois votre demande effectuée à la Régie de l'assurance maladie du Québec, comptez trois semaines avant de recevoir votre carte. Lorsque vous vous rendrez à ses bureaux pour déposer votre demande, la Régie vous remettra immédiatement un numéro et une attestation provisoire d'assurance maladie. Cela vous permettra de ne pas avoir à payer si vous devez aller voir un médecin ou vous rendre à l'hôpital avant d'avoir votre carte d'assurance maladie.

La Carte Soleil parlante permet d'obtenir des renseignements jour et nuit :
À Québec : Tél. : (418) 646-4636
À Montréal : Tél. : (514) 864-3411
Ailleurs au Québec : 1 800 561-9749

L'ASSURANCE MALADIE

Soins médicaux et hospitalisation sont gratuits pour tous les détenteurs d'une carte d'assurance maladie. En revanche, les soins dentaires et les médicaments ne sont pas gratuits. À moins que vous ne soyez mourant ou handicapé, vous devrez aller voir le médecin. Celui-ci ne se déplace pas et c'est là l'un des points noirs de notre système de santé. Certains médecins font des visites à domicile, mais ils sont exclus du système. Cela signifie qu'il faut payer la visite de votre poche.

Depuis la réforme de la santé de 1996 et le virage ambulatoire qui a vu la fermeture de nombreux lits et des milliers de mises à la retraite, les services d'urgence des hôpitaux montréalais sont régulièrement engorgés. Ceux qui ont vu le feuilleton américain *M*A*S*H* trouveront des similitudes avec nos hôpitaux ! Des civières dans les couloirs et une attente interminable... Comme bien souvent, nos chers concitoyens vont aux urgences même pour la moindre égratignure, la situation est vite désespérante. L'accidenté de la route côtoie le rhumatisant.

LES SERVICES COUVERTS PAR L'ASSURANCE MALADIE

La première chose à savoir est que les services assurés sont ceux qui sont requis médicalement. En outre, lorsqu'un examen est très spécialisé, il doit être pratiqué dans un hôpital. C'est ainsi qu'une échographie ne sera assurée que dans un centre hospitalier. De manière générale, les services suivants ne sont pas assurés par la Régie de l'assurance maladie du Québec : la psychanalyse, les consultations par téléphone ou par courrier, l'acupuncture, les soins esthétiques, les visites faites pour obtenir un renouvellement d'ordonnance ainsi que tous les examens visant l'obtention d'un certificat médical.

Les soins dentaires ne sont pas non plus couverts par la Régie de l'assurance maladie du Québec. Seuls les prestataires de la sécurité du revenu et les enfants de moins de 10 ans sont pris en charge par la Régie.

Régie de l'assurance maladie du Québec

Service des opérations et des renseignements aux personnes assurées
Case postale 6600
Québec (Québec)
G1K 7T3

http://www.ramq.gouv.qc.ca/

LES CENTRES HOSPITALIERS

Dans les centres hospitaliers, nos concitoyens peuvent recevoir des soins médicaux, infirmiers, mais aussi des services de réadaptation. Parfois, les Québécois ont tendance à oublier que les centres hospitaliers sont réservés aux pathologies graves et se rendent à l'hôpital pour la moindre égratignure, n'améliorant en rien notre système de santé. Les hôpitaux du Québec ne sont pas non plus exempts de critiques. Qui n'a pas été choqué de voir un médecin, une infirmière, assis sur une bordure de trottoir devant un hôpital ? Les membres du personnel hospitalier se promènent souvent depuis leur domicile jusqu'à leur lieu de travail vêtus de blouses médicales qui véhiculeront des bactéries attrapées à l'extérieur de l'hôpital pour le plus grand mal des patients...

À Montréal

Hôpital Notre-Dame

1560, rue Sherbrooke Est
Tél. : (514) 281-6000

Hôpital Sainte-Justine (pour enfants)

3755, Côte Sainte-Catherine
Tél. : (514) 345-4931

http://www.hsj.qc.ca/

Hôpital Général de Montréal
1650, avenue Cédar
Tél. : (514) 937-6011

Hôpital Saint-Luc
1058, rue Saint-Denis
Tél. : (514) 281-2121

À Québec
Hôpital Laval
2725, chemin Sainte-Foy
Sainte-Foy (Québec)
Tél. : (418) 656-8711

**Centre Hospitalier Universitaire
de Québec**
2705, boulevard Laurier
Sainte-Foy (Québec)
Tél. : (418) 525-4444

http://www.chuq.qc.ca/fr/

Hôtel-Dieu de Québec
11, côte du Palais
Québec (Québec)
Tél. : (418) 525-4444

http://www.chuq.qc.ca/fr/

LE TRANSPORT EN AMBULANCE

Le transport en ambulance n'est pas gratuit, sauf si vous êtes un accidenté de la route, un militaire ou bien un membre de la GRC. Autrefois, l'ambulance était un hôpital mobile qui suivait les soldats sur le front. Peut-être est-ce pour cela que les militaires ne paient pas les ambulances ? L'ambulance est également gratuite pour les accidentés du travail, les personnes déjà hospitalisées, les Amérindiens, les prestataires de la sécurité du revenu ainsi que certaines personnes âgées. Quoi qu'il en soit, on vous transportera au service d'urgence de l'hôpital le plus proche ou le moins… encombré. Prendre l'ambulance a un coût et il faudra vous attendre à payer un forfait de 125 dollars ainsi que 1,75 dollar par kilomètre parcouru. Nous ne vous souhaitons donc pas de devoir prendre une ambulance !

Urgences santé

http://www.urgences-sante.qc.ca/

LE CENTRE LOCAL DE SERVICES COMMUNAUTAIRES (CLSC)

Vous n'irez pas dans un CLSC pour subir une grave opération mais plutôt pour des services de santé courants. Le CLSC offre des soins de base tels que la vaccination des enfants, les soins infirmiers et psychologiques. Né de la réforme de 1996, le CLSC a justement été créé pour régler les petits problèmes de santé. La plupart des services des CLSC sont gratuits. Il y a un centre par quartier à Montréal et à Québec, ouvert généralement de 8 h à 20 h du lundi au vendredi. Si le CLSC est une belle invention, il faut cependant s'armer de patience tant le temps d'attente peut être long.

CLSC de l'île de Montréal

CLSC Ahuntsic
1165, boulevard Henri-Bourassa Est
Montréal (Québec)
H2C 3K2
Tél.: (514) 381-4221

CLSC Côte-des-Neiges
5700, chemin de la Côte-des-Neiges
Montréal (Québec)
H3T 2A8
Tél.: (514) 731-8531

CLSC des Faubourgs
1705, rue de la Visitation
Montréal (Québec)
H2L 3C3
Tél.: (514) 527-2361

CLSC du Plateau Mont-Royal
4689, avenue Papineau
Montréal (Québec)
H2H 1V4
Tél.: (514) 521-7663

CLSC du Vieux-Lachine
1900, rue Notre-Dame
Montréal (Québec)
H8S 2G2
Tél.: (514) 639-0650

CLSC Hochelaga-Maisonneuve
1620, avenue de LaSalle
Montréal (Québec)
H1V 2J8
Tél.: (514) 253-2181

CLSC La Petite Prairie
6520, rue de Saint-Vallier
Montréal (Québec)
H2S 2P7
Tél.: (514) 273-4508

CLSC Lac St-Louis
180, avenue Cartier
Pointe-Claire (Québec)
H9S 4S1
Tél.: (514) 697-4110

CLSC Mercier-Est/Anjou
9403, rue Sherbrooke Est
Montréal (Québec)
H1L 6P2
Tél.: (514) 356-2572

CLSC Métro
1801, boulevard de Maisonneuve Ouest,
bureau 500
Montréal (Québec)
H3H 1J9
Tél.: (514) 934-0354

CLSC Montréal-Nord
11441, boulevard Lacordaire
Montréal-Nord (Québec)
H1G 4J9
Tél.: (514) 327-0400

CLSC Notre-Dame-de-Grâce/ Montréal Ouest
2525, boulevard Cavendish, bureau 110
Montréal (Québec)
H4B 2Y4
Tél.: (514) 485-1670

CLSC Olivier-Guimond
5810, rue Sherbrooke Est
Montréal (Québec)
H1N 1B2
Tél.: (514) 255-2365

CLSC Parc Extension
469, rue Jean-Talon Ouest
Montréal (Québec)
H3N 1R4
Tél.: (514) 273-9591

CLSC Pierrefonds
13800, boulevard Gouin Ouest
Pierrefonds (Québec)
H8Z 3H6
Tél. : (514) 626-2572

CLSC René-Cassin
5800, boulevard Cavendish, bureau 600
Montréal (Québec)
H4W 2T5
Tél. : (514) 488-9163

CLSC Rivière-des-Prairies
8655, boulevard Perras
Montréal (Québec)
H1E 4M7
Tél. : (514) 494-4924

CLSC Saint-Léonard
5540, rue Jarry Est
Saint-Léonard (Québec)
H1P 2T9
Tél. : (514) 328-3460

CLSC Saint-Michel
7950, boulevard Saint-Michel
Montréal (Québec)
H1Z 3E1
Tél. : (514) 374-8223

CLSC Saint-Henri
3833, rue Notre-Dame Ouest
Montréal (Québec)
H4C 1P8
Tél. : (514) 933-7541

CLSC Saint-Louis-du-Parc
155, boulevard Saint-Joseph Est
Montréal (Québec)
H2T 1H4
Tél. : (514) 286-9657

CLSC Verdun/Côte Saint-Paul
400, rue de l'Église
Verdun (Québec)
H4G 2M4
Tél. : (514) 766-0546

CLSC Villeray
1425, rue Jarry Est
Montréal (Québec)
H2E 1A7
Tél. : (514) 376-4141

CLSC Pointe-aux-Trembles/Montréal Est
13926, rue Notre-Dame Est
Montréal (Québec)
H1A 1T5
Tél. : (514) 642-4050

Les CLSC de Québec

Les CLSC de la région de Québec :
CLSC Haute-Ville-des-Rivières
1, avenue du Sacré-Cœur
Québec (Québec)
G1N 2W1
Tél. : (418) 529-4777

CLSC Basse-Ville-Limoilou-Vanier
260, boulevard Langelier
Québec (Québec)
G1K 5N1
Tél. : (418) 529-0931

CLSC-CHSLD Sainte-Foy-Sillery-Laurentien
3108, chemin Sainte-Foy
Sainte-Foy (Québec)
G1X 1P8
Tél. : (418) 651-2572

Consultez la rubrique Info-Santé CLSC du site du ministère de la Santé et des Services sociaux. Indiquez votre code postal et Info-Santé vous donnera l'adresse du CLSC duquel vous dépendez.

http://www.msss.gouv.qc.ca/

LES CLINIQUES

La plupart du temps, les cliniques regroupent plusieurs professionnels de la santé. Elles ne sont généralement équipées que pour des chirurgies mineures et, en cas de maladie grave, on vous orientera vers un centre hospitalier. Pour connaître le nom des principales cliniques du Québec, nous vous invitons à en découvrir la liste sur le site Web de Santé-Net Québec :

http://www.sante-net.net/cliniques.htm

LES MÉDECINS

Selon l'Institut canadien d'information sur la santé, c'est au Québec que le ratio de médecins serait le plus important au Canada. Pourtant, l'Institut estime que nous manquons encore de praticiens. Malgré ses défauts et ses détracteurs, le système de santé québécois compte plus de 16 900 médecins. Environ la moitié sont des médecins de famille, l'autre moitié, des spécialistes. Au Québec, 66 % des médecins de famille sont des hommes alors que ce chiffre monte à 79 % dans le cas des spécialistes. Si 56 % des médecins de famille ont entre 30 et 44 ans, il reste encore 2 % de praticiens qui ont plus de… 75 ans. «Les médecins administrent des médicaments dont ils savent très peu, à des malades dont ils savent moins, pour guérir des maladies dont ils ne savent rien», disait le philosophe Voltaire. Évidemment, c'était il y a 200 ans. Pourtant, vous ne savez que penser de votre médecin? Pourquoi ne pas vous référer au serment d'Hippocrate afin de vous en faire une idée. Vous saurez ainsi si votre thérapeute respecte ses engagements.

Le serment d'Hippocrate
(avec une traduction d'Émile Littré)

Je jure par Apollon, médecin, par Esculade, par Hygie et Panacée, par tous les dieux et toutes les déesses, les prenant à témoin que je remplirai, suivant mes forces et ma capacité, le serment et l'engagement suivants : je mettrai mon maître de médecine au même rang que les auteurs de mes jours, je partagerai avec lui mon savoir, et, le cas échéant, je pourvoirai à ses besoins ; je tiendrai ses enfants pour des frères, et, s'ils désirent apprendre la médecine, je la leur enseignerai sans salaire ni engagement.

Je ferai part des préceptes, des leçons orales et du reste de l'enseignement à mes fils, à ceux de mon maître, et aux disciples liés par un engagement et un serment suivant la loi médicale, mais à nul autre.

Je dirigerai le régime des malades à leur avantage, suivant mes forces et mon jugement, et je m'abstiendrai de tout mal et de toute injustice.

Je ne remettrai à personne du poison, si on m'en demande, ni ne prendrai l'initiative d'une pareille suggestion ; semblablement, je ne remettrai à aucune femme un pessaire abortif.

Je passerai ma vie et j'exercerai mon art dans l'innocence et la pureté.

Je ne pratiquerai pas l'opération de la taille, je la laisserai aux gens qui s'en occupent.

Dans quelque maison que j'entre, j'y entrerai pour l'utilité des malades, me préservant de tout méfait volontaire et corrupteur et surtout de la séduction des femmes et des garçons, libres ou esclaves.

Quoi que je voie ou entende en société pendant l'exercice ou même hors de l'exercice de ma profession, je tairai ce qui n'a pas besoin d'être divulgué, regardant la discrétion comme un devoir en pareil cas.

Si je remplis ce serment sans l'enfreindre, qu'il me soit donné de jouir heureusement de la vie et de ma profession, honoré à jamais parmi les hommes ; si je le viole et que je me parjure, puissé-je avoir un sort contraire !

LES INFIRMIÈRES ET INFIRMIERS

S'il est une profession qui bénéficie de la faveur du public, c'est bien celle d'infirmière. Le dévouement des infirmières auprès des malades y est pour beaucoup. Pendant longtemps, cette profession a été perçue avec légèreté par le public qui voyait dans les infirmières des sortes de secrétaires, vagues assistantes des médecins. La profession s'est fortement technicisée et les tâches des 66 000 infirmières québécoises sont de plus en plus complexes. L'Ordre des infirmières et infirmiers du Québec se plaint d'un manque croissant d'effectifs et de conditions de travail de plus en plus difficiles.

Ordre des infirmières et infirmiers du Québec

4200 boulevard Dorchester Ouest
Montréal (Québec)
H3Z 1V4
Tél. : (514) 935-2501
Sans frais : 1 800 363-2548

http://www.oiiq.org/

INFO-SANTÉ

Si vous vous sentez patraque et n'arrivez pas à déterminer la cause de votre mal, n'hésitez pas à appeler Info-Santé. Une infirmière évaluera votre cas et vous conseillera d'aller voir un médecin si elle le juge nécessaire. Info-Santé est un relais intéressant pour éviter d'engorger les urgences. S'il ne s'agit pas de remettre en cause les compétences d'une infirmière, on peut émettre des doutes quant à sa capacité à émettre un diagnostic, qui plus est par téléphone. Sinon, à quoi serviraient les médecins?

Info-Santé (24 h, 7 jours)
Dépend du CLSC de votre quartier
Communiquez avec Communication Québec si vous n'avez pas le numéro:
Tél.: (514) 873-2111

http://www.rrsss06.gouv.qc.ca/reseau/info.html

LES SOINS À DOMICILE

« Mourir en bonne santé, c'est le vœu le plus cher de tout bon vivant bien portant», disait le comique Pierre Dac. Avec l'arrivée à la retraite des premiers baby-boomers, les soins à domicile devraient connaître un regain de croissance et faciliter les soins de nos aînés. Si l'on y ajoute les possibilités croissantes qu'offrent les nouvelles technologies en matière de surveillance à distance, de nombreuses activités qui nécessitent le déplacement du patient à l'hôpital devraient pouvoir s'effectuer à distance.

LES DENTISTES

Il n'y a pas si longtemps encore, on les appelait les arracheurs de dents. Le vocable avait alors un double sens. Il signifiait que les dentistes avaient pour tâche d'arracher les dents de leurs patients. Il y avait aussi dans cette désignation un côté péjoratif. Après tout, ne dit-on pas toujours «mentir comme un arracheur de dents»? Il est vrai qu'autrefois, le dentiste disposait d'une méchante pince pour soigner votre dent. Mais les choses ont bien évolué et aller chez le dentiste est presque aujourd'hui un plaisir. En Suisse, on nomme ce dernier médecin-dentiste et en France, chirurgien-dentiste.

Au Québec, les dentistes ont un avenir radieux. Selon le ministère de la Santé et des services sociaux: «La dentition temporaire de 42 % des enfants de 5-6 ans est atteinte par la carie dentaire dès leur entrée en maternelle. Par ailleurs, chez les enfants de 7-8 ans, on note une diminution importante de la carie dentaire au cours des dernières années.» Est-ce l'effet secondaire des biberons au coca-cola? Rassurez-vous. L'Institut Pasteur travaille à la mise au point d'un vaccin anticarie. La mort des dentistes!

Ordre des dentistes du Québec

625, boulevard René-Lévesque Ouest, 15e étage
Montréal (Québec)
H3B 1R2
Tél.: (514) 875-8511

http://www.odq.qc.ca/

Contre la douleur de dents – un remède de 1765

Extraits du *Recueil des remèdes faciles et domestiques*, Musier Père, 1765.

« Ayez du bois appelé Frêne, ôtez en la première écorce, prenez la seconde, la brûlez, mettez de ces cendres dans un peu d'eau de vie, mêlez les bien, en faîtes comme un emplâtre, que vous appliquerez sur la tempe du côté malade. »

LES PHARMACIENS

« La science est une putain et son maquereau, c'est le pharmacien ! », chante Renaud. Le constat est dur pour cette profession pourtant indispensable. Il existe trois types de pharmaciens : ceux qui travaillent dans les officines (Jean Coutu, Pharmaprix, etc.), ceux qui évoluent dans l'industrie pharmaceutique et enfin ceux qui exercent dans les établissements de santé. Le pharmacien que l'on connaît communément est le pharmacien d'officine. Il s'assure que la prescription médicale est bien conforme et délivre des médicaments, gère ses stocks, etc. Bref, ce pharmacien est un commerçant. Au Québec, ces pharmaciens représentent les deux tiers de la profession. Le pharmacien de l'industrie pharmaceutique suit, quant à lui, l'élaboration du médicament. Enfin, 17,4 % des pharmaciens évoluent dans les établissements de santé. On compte plus de 5 600 pharmaciens au Québec et sans surprise 42 % d'entre eux se trouvent dans la région de Montréal et 19,9 %, dans la région de Québec.

Ordre des pharmaciens du Québec

226, rue Notre-Dame Ouest, bureau 301
Montréal (Québec)
H2Y 1T6
Tél. : (514) 284-9588
Sans frais : 1 800 363-0324

http://www.opq.org/

L'INDUSTRIE PHARMACEUTIQUE ET SES LIENS AVEC LES MÉDECINS

« Les conflits d'intérêts ont toujours existé en médecine… Dans plusieurs systèmes de soins américains, les revenus des médecins dépendent directement des montants consacrés aux soins des patients… Il s'agit du cas, pas du tout isolé, d'un médecin qui possède (ou dont l'épouse possède) des actions dans un laboratoire vers lequel il dirige ses patients. »

Ce constat est celui du Collège des médecins du Québec dans son rapport *Les conflits d'intérêts et l'indépendance professionnelle, nouveaux défis pour l'éthique des médecins.*

Quotidiennement, les congrès de médecin rappellent ces conflits d'intérêts. À l'invitation de grands laboratoires pharmaceutiques, les médecins assistent, tous frais payés, à l'autre bout du monde, à un congrès sur telle ou telle pathologie. Bien sûr, le congrès est techniquement intéressant, mais c'est aussi le moyen pour le praticien de partir en vacances et de faire bombance à moindre coût. Récemment, une congressiste française présente à un rassemblement de plus de 2 000 médecins à Montréal expliquait : « Tous nos frais sont payés par le laboratoire pharmaceutique qui nous invite. Nous sommes logés dans des chambres à 400 dollars et les repas sont payés ». Le plus sérieusement du monde, la congressiste comparait avec d'autres congrès et se plaignait que, cette fois-ci, les laboratoires ne leur avaient pas remis d'entrées gratuites pour les musées ! Difficile après de parler d'indépendance des médecins vis-à-vis des entreprises pharmaceutiques. Mais qui est indépendant lorsque l'on connaît le poids financier de ces géants ? Les 50 premiers groupes pharmaceutiques sont situés dans un nombre limité de nations : États-Unis, Grande-Bretagne, Suisse, Japon, Allemagne, France, Pays-Bas, Danemark, Belgique et Israël. Ces 50 entreprises disposent d'un chiffre d'affaires de 292 milliards de dollars. C'est 33 fois le PNB de Cuba et plus de quatre fois celui du Pakistan, pays de 150 millions d'habitants.

LES MALADIES RARES OU PEU CONNUES

Les maladies rares sont plus fréquentes qu'on ne le croit ! Ce sont des affections qui ne touchent que quelques dizaines de milliers de personnes dans un pays. Ce sont des maladies pour lesquelles la médecine ne dispose pas de voie de guérison. Ces maladies sont inconnues du grand public et peu connues des médecins. Comme chaque affection ne touche que peu de personnes, elles n'intéressent pas les compagnies pharmaceutiques, qui ne voient pas la nécessité d'un investissement. Pourtant, les gens atteints de ces maladies rares sont encore plus isolés que les autres. Le nombre de maladies rares serait d'environ 5 000 et certaines sont si peu connues qu'elles ne possèdent même pas de nom ! Ce sont généralement ces affections que l'on désigne par le mot « syndrome ».

On pourrait croire que les maladies rares sont les seules à être dirigées par une logique commerciale. Il n'en est rien.

En juillet dernier, le docteur Philippe de Wals, président du Comité aviseur sur l'immunisation au Québec, estimait qu'une campagne de vaccination contre la méningite des jeunes Québécois âgés de deux mois à 20 ans coûterait 100 millions de dollars. La santé a un prix et il est normal qu'on s'en inquiète, mais la vie de nos enfants ne devrait-elle pas passer avant des considérations financières ? Avec 40 cas de méningites et 10 décès pour les six premiers mois de l'année, combien faudra-t-il encore de morts pour entamer une campagne de vaccination ?

LES MÉDICAMENTS

Jusqu'en 1997, les Québécois devaient sortir leur portefeuille afin de payer leurs médicaments. Pour les personnes les plus démunies, les sommes déboursées pouvaient représenter une part importante de leurs revenus. C'est pourquoi le gouvernement du Québec a décidé de mettre en place un régime d'assurance médicaments qui s'étend à l'ensemble de la population québécoise. Ainsi, les Québécois sont désormais assurés soit par un régime collectif (l'assurance de leur entreprise ou une assurance privée), soit par la Régie de l'assurance maladie du Québec. Ce régime couvre tous les médicaments prescrits et achetés au Québec, à condition que ces derniers soient inscrits sur une liste de médicaments publiée par la Régie. Les Québécois qui sont couverts par un régime collectif doivent choisir ce régime, souvent plus favorable que celui de la Régie.

Chaque citoyen adulte doit payer annuellement une cotisation, et ce, en fonction de ses revenus. Cette prime ne pourra pas excéder 385 dollars pour l'année 2001.

Les personnes de moins de 17 ans, les étudiants de moins de 25 ans sans conjoint, les prestataires de la sécurité du revenu et les familles qui ont de faibles ressources sont exonérés du paiement annuel de cette cotisation annuelle à Revenu Québec.

Lorsqu'ils se rendent dans une pharmacie pour acheter leurs médicaments, nos concitoyens doivent acquitter les 8,33 premiers dollars de médicaments qu'ils achètent chaque mois, ainsi que les 25 % du reste du coût des médicaments. Lorsque vous achetez des médicaments, votre contribution ne peut s'élever à plus de 62,49 dollars mensuellement.

En revanche, si les mêmes règles de fonctionnement s'appliquent aux prestataires de la sécurité du revenu, ces derniers ne pourront payer plus de 16,66 dollars par mois pour leurs médicaments. Les enfants, quant à eux, n'ont rien à payer.

Depuis le 1er octobre 1999, les prestataires de la sécurité du revenu qui ont des difficultés majeures d'emploi n'ont rien à débourser lors de l'achat de médicaments.

Le site Web de la Régie de l'assurance maladie publie la liste des médicaments pris en charge :

http://www.ramq.gouv.qc.ca/cit/assmed/lm_fr_en.htm

Renseignements :
425, boulevard de Maisonneuve Ouest, 3e étage
Montréal (Québec)
H3A 3G5
Tél. : (514) 864-3411

1125, chemin Saint-Louis
Sillery (Québec)
G1S 1E7
Tél. : (418) 646-4636
Ailleurs au Québec : 1 800 561-9749

http://www.ramq.gouv.qc.ca/

Les phases menant à la mise en marché d'un médicament

Des scientifiques viennent de commencer des recherches en vue de créer un médicament soignant une maladie dont vous souffrez. Ne vous réjouissez pas trop vite ! Il peut se passer dix ans entre les premiers frottements d'éprouvette et la mise sur le marché d'un médicament. Entre-temps, ce dernier sera passé par plusieurs phases d'essais visant à s'assurer que non seulement le remède est efficace mais aussi qu'il n'est pas dangereux. Les essais sont divisés en essais précliniques menés sur des animaux puis en essais cliniques expérimentés sur l'homme. Les essais cliniques sont eux-mêmes partagés en quatre phases. La phase 1 est menée chez des volontaires et a pour objectif de montrer que le médicament n'est pas dangereux pour l'humain. Lors de la phase 2, les scientifiques testent les effets du médicament sur quelques patients. La phase 3 est menée sur un échantillon plus large et a pour but de démontrer les réels effets thérapeutiques d'un médicament. C'est à la suite de cette phase que la compagnie demande une autorisation de mise en marché. Enfin, la quatrième et dernière phase consiste à assurer un suivi du médicament afin de garantir que ce dernier répond bien aux attentes.

LES ASSOCIATIONS PROFESSIONNELLES

Si certaines associations ou fédérations sont pour l'essentiel destinées à renseigner leurs adhérents, d'autres permettent en revanche au grand public d'être informé sur telle ou telle spécialité. Nous vous présentons ici les principales associations professionnelles médicales. Pour obtenir une liste complète, ne manquez pas de vous rendre sur le site de la Fédération des médecins spécialistes du Québec :

http://www.fmsq.org/

Collège des médecins du Québec

2170, boulevard René-Lévesque Ouest
Montréal (Québec)
H3H 2T8
Tél. : (514) 933-4441
Sans frais : 1 888 MEDECIN (633-3246)

http://www.cmq.org/

Association des conseils des médecins, dentistes et pharmaciens du Québec

560, boulevard Henri-Bourassa Ouest, bureau 212
Montréal (Québec)
H3L 1P4
Tél. : (514) 858-5885

http://www.acmdp.qc.ca/

Association des médecins de langue française du Canada

8355, boulevard Saint-Laurent
Montréal (Québec)
H2P 2Z6
Tél. : (514) 388-2228
Sans frais : 1 800 387-2228

http://www.amlfc.com/

Association des médecins-psychiatres du Québec

2, Complexe Desjardins
Tour de l'est, 30e étage
Montréal (Québec)
H5B 1G8
Tél. : (514) 350-5128

http://www.ampq.org/

Association des urologues du Québec

2, Complexe Desjardins
Tour de l'est, 32e étage
Montréal (Québec)
H5B 1G8
Tél. : (514) 350-5131

http://www.auq.org/

Fédération des médecins omnipraticiens du Québec

1440, rue Sainte-Catherine Ouest, bureau 1000
Montréal (Québec)
H3G 1R8
Tél. : (514) 878-1911
Sans frais : 1 800 361-8499

http://www.fmoq.org/

Fédération des médecins résidents du Québec

630, rue Sherbrooke Ouest, bureau 510
Montréal (Québec)
H3A 1E4
Tél. : (514) 282-0256
Sans frais : 1 800 465-0215

http://www.fmrq.qc.ca/

Fédération des médecins spécialistes du Québec

2, Complexe Desjardins
Tour de l'est, 30ᵉ étage, porte 3000
Montréal (Québec)
H5B 1G8
Tél. : (514) 350-5000
Sans frais : 1 800 561-0703

http://www.fmsq.org/

Programme d'aide aux médecins du Québec

235, boulevard René-Levesque Est, bureau 10
Montréal (Québec)
H2X 1N8
Tél. : (514) 397-0888
Sans frais : 1 800 387-4166

http://www.pamq.org/

Si vous voulez connaître le poids financier des 44 ordres professionnels du Québec, ne manquez pas d'aller visiter le site Web de l'Office des professions du Québec : http://www.opq.gouv.qc.ca/statordres.htm

LA COUVERTURE MÉDICALE HORS QUÉBEC

La Régie de l'assurance maladie du Québec s'est désengagée au fil des ans du remboursement des soins de santé à l'étranger des Québécois. La Régie donne dans ses dépliants l'exemple de frais d'hospitalisation en Floride. Pour 18 000 dollars canadiens de frais d'hospitalisation, seuls 1 000 dollars seront remboursés par la Régie à la personne hospitalisée. Avant de partir, n'hésitez donc pas à vous assurer et à lire votre contrat d'adhésion attentivement, sinon vous pourriez y laisser votre chemise. Les assurances offrent des protections temporaires pour un séjour mais également pour plusieurs déplacements dans l'année. Lorsque vous aurez lu votre contrat d'assurance, relisez-le !

La médecine à l'étranger

Vous partez en vacances à Shanghai. Si le médecin chinois que vous consultez ne parle pas un mot de la langue de Molière ou de celle de Jack l'éventreur, vous êtes mal parti. À moins d'avoir fait appel aux services de Docteur Vacances (http://www.traveling-doctor.com/), un site qui propose de traduire votre carnet de santé dans la langue du pays que vous visitez. D'autres sites tels que Promedical (http://www.promedical.net/) recensent les vaccins obligatoires dans un pays et vous aident à préparer votre trousse médicale d'urgence. Travelsanté (http://www.travelsante.com/), un site bien français, a, lui, conçu des fiches destinations. Pour chaque pays, vous disposerez de renseignements synthétiques sur l'environnement sanitaire, l'alimentation... Avant de partir, si vous n'êtes pas un professionnel de la santé, n'hésitez pas à consulter Tamaloo? (http://www.tamaloo.com/). Tamaloo? vous explique, schémas à l'appui, les premiers soins et gestes d'urgence qui sauvent. Enfin, quel que soit votre choix, n'hésitez pas à opter pour une assurance voyage.

Voyagez en toute assurance

« N'importe où, n'importe quand... on prend soin de vous ! », garantit le formulaire d'assurance voyage de la Croix Bleue. Il faudrait ajouter : « Si vous êtes en bonne santé, âgé de moins de 75 ans et que le pays où vous partez en voyage n'est pas victime d'une guerre... » Les contrats des assurances voyages sont truffés d'exclusions et pourtant vous ne pouvez pas partir sans elles. Si vous croyez être mieux lotis avec votre carte de crédit, détrompez-vous, c'est parfois pire.

Les tailleurs de pierre de la Basse Égypte (1400 av. J.-C.) contribuaient à un fonds destiné à leur venir en aide en cas d'accident, et les hétairies de la Grèce antique possédaient des caisses communes alimentées par des cotisations mensuelles afin de pouvoir distribuer des secours dans certains cas. La notion d'assurance est donc très ancienne. Depuis quelques décennies, l'assurance s'est étendue aux voyages à l'étranger. Depuis qu'en 1995 la Régie de l'assurance maladie du Québec a dramatiquement réduit ses prestations versées aux Québécois hospitalisés à l'étranger, les assureurs font des affaires d'or.

Carte ou contrat

Les remboursements de la Régie de l'assurance maladie du Québec à l'étranger sont devenus dérisoires depuis quelques années. La Régie rembourse ainsi « jusqu'à 100 dollars par jour d'hospitalisation », alors que les traitements en soins intensifs s'élèvent à plusieurs milliers de dollars. Si vous ne possédez pas d'assurance, vous devrez payer les frais. Au Québec, quatre assureurs, l'Assurance vie Desjardins Laurentienne, la Croix Bleue, la Compagnie d'Assurance Voyageur et Belair se partagent le marché de l'assurance voyage. Si les options offertes par ces compagnies diffèrent, leur professionnalisme devrait vous tirer d'affaire en cas de maladie à l'étranger. En ce qui concerne les cartes de crédit, c'est déjà bien différent. Certaines banques comme la CIBC ou la Toronto Dominion se sont retirées de l'assurance voyage. La Toronto Dominion propose une carte Visa Or Voyages qui ne couvre que les accidents de voyages dans un transporteur public. Mais il n'y a pas le principal : la couverture médicale. La Banque Nationale et la Banque de Montréal émettent des cartes Or avec des options payantes pour l'assurance voyage. Finalement, seules les Visa Or de la Banque Laurentienne, de la Banque Royale et de Desjardins disposent de véritables assurances voyages dont les montants de couverture peuvent se comparer à ceux des contrats du type assurance vie Desjardins, Laurentienne, Croix-Bleue...

Quelques conseils de prudence

Avant d'opter pour un contrat, lisez attentivement toutes les clauses afin de connaître ce pour quoi vous êtes couverts. N'hésitez pas à vous attarder à la partie Exclusions et Restrictions. C'est là que les assurances cachent en toute lisibilité ce qu'on ne trouve pas sur les circulaires d'adhésion. De manière générale, si vous avez plus de 65 ans ou si vous souffrez d'une affection chronique nécessitant la consommation de médicaments, il y a de fortes chances que votre assureur fasse la fine bouche au moment de la signature du contrat. D'un autre côté, ne pas déclarer une maladie reviendrait à prendre le risque de ne pas être remboursé en cas d'accident. Une fois votre contrat signé, notez le numéro de police et d'assistance téléphonique à composer d'urgence. Normalement, il faut que vous préveniez votre assurance avant une hospitalisation. Pas évident, si vous êtes victime d'un accident au fin fond de la jungle amazonienne. Enfin, conservez, toutes vos factures de médecins et de médicaments pour vous faire rembourser à votre retour.

Toutes les compagnies d'assurance voyage disposent de nombreuses options pour attirer le chaland : assurance bagages, assurance retard de bagages, annulation de voyage, etc. L'essentiel est cependant la couverture hospitalisation. Choisissez de préférence un montant de cinq millions de dollars, ainsi qu'une bonne couverture pour soins dentaires. Le plus souvent, dans ce domaine les contrats d'assurance voyage classiques sont supérieurs aux montants proposés par les cartes de crédit.

LA MÉDECINE DE VOYAGE

C'est décidé. Votre passeport, vos billets d'avion sont dans la poche. Vous partez en voyage. N'oubliez pas de constituer une petite trousse de voyage afin de parer aux premiers maux. Votre petit dispensaire, sans être un Jean Coutu ambulant, devra comprendre quelques éléments de base : alcool désinfectant, pansements, bandelettes, mais aussi des médicaments de dépannage : aspirine, Alka Seltzer, Tylenol, antidiarrhéique. Si cette petite pharmacie n'est pas destinée à remplacer un médecin, elle peut en revanche vous soulager lorsque ce dernier est éloigné de votre lieu de vacances. Partir dans certaines contrées nécessite cependant plus qu'une simple pharmacie de voyage. Les vaccins contre la fièvre jaune, l'hépatite A ou B, la typhoïde sont conseillés, voire obligatoires dans des dizaines de pays de notre vaste monde.

S'il est une médecine où l'expérience du patient est primordiale, c'est bien la médecine tropicale. À moins de vous rendre chez un praticien spécialiste en médecine tropicale, il y a fort à parier que les connaissances de votre médecin de famille sur la médecine tropicale ne sont que livresques. Pour certaines affections tropicales, il est préférable d'obtenir un complément d'information auprès de grands voyageurs ou de personnes qui ont vécu dans le pays où vous souhaitez vous rendre. Le traitement préventif du paludisme ou malaria est souvent source d'erreur chez les praticiens. Il existe essentiellement deux traitements préventifs contre ce fléau, la nivaquine (chloroquine) et le lariam (méfloquine). La nivaquine convient aux régions où le paludisme est peu virulent et où le moustique, vecteur de cette maladie, sera sensible à ce médicament. Malheureusement, dans de nombreux pays, les moustiques sont immunisés contre la nivaquine et celle-ci est alors inefficace. Il faut donc prendre de la méfloquine. Et c'est là que le bât blesse. Plusieurs médecins conseillant à tort un médicament plutôt que l'autre ! À bon entendeur…

Les maladies en voyage

Pour 100 000 personnes ayant passé un mois dans un pays tropical, 55 % ont été malades, soit :
- 40 % ont eu une diarrhée
- 4 % ont contracté le paludisme
- 1 % ont eu une infection respiratoire
- 0,5 % ont été contaminées par l'hépatite A
- 0,4 % ont attrapé une maladie sexuellement transmissible
- 0,008 % sont décédées
- 0,003 % ont développé la typhoïde
- 0,0003 % ont développé le choléra

Source : Steffen R. *et al.*, 1990

LES MÉDECINES DOUCES

Même si elles connaissent depuis quelques années un regain d'intérêt de la part du public, les médecines douces sont centenaires, millénaires pour certaines. Il est difficile de séparer le bon grain de l'ivraie parmi ces méthodes de soin puisque l'on recense plus d'une centaine de ces médecines. Les nommer toutes serait donc bien ambitieux. Cependant, au moins deux de ces thérapies ont fait leur preuve au fil des siècles. L'homéopathie a été inventée par Hahnemann, médecin allemand au 18e siècle, alors que l'acupuncture, médecine chinoise, est vieille de plusieurs milliers d'années.

L'homéopathie, symbolisée par ses petites granules très faiblement dosées, ne manque pas de détracteurs. Pourtant, cette thérapie a fait la preuve de son efficacité et le marché de la petite pilule magique est en hausse de 15 % chaque année aux États-Unis. L'homéopathie est essentiellement utilisée en Europe (69 %), en Amérique du Nord (10 %) ainsi que par des dizaines d'autres pays (21 %). Enfin, il est intéressant de savoir que l'ordonnance homéopathique coûte trois fois moins cher qu'une prescription médicale classique. L'autre médecine douce que nous évoquerons brièvement vient de Chine. L'acupuncture utilise l'insertion d'aiguilles sur différents points de notre corps. Ces points sont en rapport avec nos organes (foie, cœur, etc.). L'acupuncteur se sert également d'une herbe, l'armoise, qui, chauffée au-dessus de certains endroits de notre corps, agit sur notre organisme. De plus en plus de collèges au Québec enseignent l'acupuncture et un baccalauréat devrait même voir le jour à l'Université de Trois-Rivières.

Ordre des acupuncteurs du Québec

1600, boulevard Henri-Bourassa Ouest, bureau 500
Montréal (Québec)
H3M 3E2
Tél. : (514) 331-8870

Les causes du stress (échelle de Holmes et Rahe)

Décès du conjoint	100
Divorce	73
Séparation conjugale	65
Emprisonnement	63
Décès d'un parent	63
Maladie ou accident grave	53
Mariage	50
Licenciement	47
Reprise de la vie commune	45
Mise à la retraite	45
Prise d'hypothèque	31
Difficultés avec l'employeur	23
Changement notable des habitudes alimentaires	15

Source : The social readjustement rating scale. J. Psychomat Res., 1967

Le bonheur est dans la boue

Bains de boue, mouvements de gymnastique dans des piscines d'eau chaude, massages… Depuis plusieurs décennies, les Français profitent des bienfaits du thermalisme pour se refaire une santé. Les eaux de certaines villes, dites «thermales», contiendraient des propriétés curatives pour combattre les rhumatismes, les troubles circulatoires et digestifs. Chaque année, plus de 550 000 Français sont adeptes de ces traitements médicaux bien agréables. D'autant plus, oh bonheur!, que les soins sont remboursés par le système d'assurance maladie de l'Hexagone.

Elle est jeune, grande, plantureuse à souhait. Il paraît qu'elle est curiste. Enfin du moins si l'on en croit la brochure promotionnelle de la ville thermale de Dax, car dans la réalité, les cures sont plutôt l'apanage des aînés. Les 60-80 ans soignent leurs vieilles douleurs dans cette station thermale phare, l'une des 105 stations de l'Hexagone. C'est en effet à Dax, un gros bourg des Landes, dans le Sud-Ouest de la France, que l'on retrouve le plus de curistes. Chaque année, la ville accueille 55 000 visiteurs, uniquement pour ses soins thermaux. La thérapie est plus que millénaire. C'est au début de notre ère qu'un légionnaire du général romain Crassus invente le thermalisme. Le légionnaire a un vieux chien perclus de rhumatismes. L'animal se baigne dans les eaux locales et guérit. Le thermalisme est né.

Rhumatologie, phlébologie, gynécologie

Plus de 2 000 ans plus tard, le thermalisme est devenu une véritable industrie, responsable de plus de 100 000 emplois. Les eaux thermales permettraient en effet de soigner de nombreuses affections: rhumatismes, ulcères cicatrisés, œdèmes, rhino-pharyngites… La liste est longue. Mais la particularité du thermalisme hexagonal est que les deux tiers du coût des soins sont pris en charge par la sécurité sociale, le système français d'assurance maladie. Ce dernier verse également un forfait pour les frais d'hébergement des curistes. Depuis 1966, le nombre de curistes a plus que doublé. Alors évidemment, les cures sont dans la ligne de mire des gouvernements, qui voudraient bien ne pas avoir à financer de tels soins.

Une discipline contestée

Les vertus thérapeutiques de certains soins sont contestées, notamment dans le domaine de la rhumatologie. À l'Espace du curiste de Dax, le savon de beauté à la «poudre de Maeil» est à près de dix dollars et la lotion «Bain grand souffle oxygénant», à 20 dollars le flacon. L'ensemble rappelle fort la poudre de perlimpinpin. La situation géographique privilégiée de nombreuses stations thermales fait grincer de nombreuses dents. Le curiste est souvent assimilé à un vacancier gâté. Ce soir d'été, ambiance surannée dans le grand hôtel Le Splendid où des grands-mères, pommadées, exhibent bagues et colliers. Ces veuves d'un autre âge traquent les retraités, car si le troisième âge vient suivre une cure pour atténuer ses rhumatismes, c'est aussi pour trouver l'âme sœur dans ce formidable club de rencontres que sont les villes thermales. Malgré ses déboires, le thermalisme montrerait son efficacité dans les affections des muqueuses, la dermatologie et les voies respiratoires chez les enfants. Malheureusement pour les stations thermales, les troubles de la santé pour lesquels les cures sont efficaces ne représentent que 10 % des soins remboursés. Les milliers de travailleurs du thermalisme s'inquiètent. Pourtant, si certains critiquent la valeur médicale de ces traitements, il n'existe parfois pas encore d'autres solutions thérapeutiques réelles, notamment en rhumatologie. Les cures ont donc encore de beaux jours devant elles.

Quelques sites pour s'informer

Thermes.org

http://www.thermes.org/

Thermae

http://www.thermae.fr/

Hydro-net

http://www.hydro-net.com/

Medisite

http://www.medisite.fr/thermalisme/

En pleine forme

http://www.enpleineforme.com/thermes.htm

LA SANTÉ ET LES ORDINATEURS

À nouvelles technologies, nouveaux maux. De plus en plus, les Québécois souffrent de nouveaux bobos liés à l'usage des micro-ordinateurs. Préoccupés par les virus qui s'attaquent à leurs disques durs, les internautes oublient parfois de vérifier si le réseau des réseaux ne leur apporte pas insidieusement son lot de maladies. Bien entendu, parmi ces dernières, la cyberdépendance est la plus connue, mais le Web et la micro-informatique sont aussi la cause de maux non moins virulents : douleurs musculaires, troubles de la vue, stress... Ces affections peuvent se transformer en véritables cauchemars si l'on n'y prend pas garde. Heureusement, il existe quelques recettes simples afin d'éviter de devenir un malade de... la techno.

Les bobos de La Toile

«On a beau avoir une santé de fer, on finit toujours par rouiller», disait joliment Jacques Prévert. Personne, parmi les utilisateurs de micro-ordinateurs, n'échappe à cette réalité. La micro-informatique mine lentement mais sûrement ses adeptes. Ce sont les maux de la techno : raideurs à la nuque, tendinites, courbatures, lombalgies... Si les douleurs professionnelles liées aux travaux physiques pénibles sont en voie de régression, il n'en est rien en revanche des maladies liées à l'usage de la micro-informatique. Pendant de longues années, ces dernières ont été tout bonnement ignorées. Comment pouvait-on être malade en pianotant sur un clavier d'ordinateur?

Selon une enquête européenne, plus de 30 % des travailleurs d'Outre-Atlantique souffrent de douleurs dorsales, alors que 17 % éprouvent des maux dans les bras, les jambes... Nouveaux maux pour des nouvelles technologies? Pas vraiment puisque les TMS, les troubles musculo-squelettiques, existaient bien avant l'arrivée des nouvelles technologies de l'information et de la communication. Cependant, l'utilisation massive de la bureautique a accentué leur impact médiatique. Selon l'Agence nationale pour l'amélioration des conditions de travail, «Les troubles musculo-squelettiques sont diverses pathologies touchant la périphérie des articulations. Ils affectent principalement les muscles, les tendons et les nerfs qui permettent le mouvement des pièces osseuses des membres supérieurs et inférieurs».

Le dialogue Humain-machine

L'institut de recherche Robert-Sauvé en santé et sécurité du travail propose de multiples liens en santé et sécurité du travail (http://www.irsst.qc.ca/htmfr/urls/url-sindex.htm). Vous y trouverez notamment des sites Web traitant d'ergonomie, de troubles musculo-squelettiques, de prévention... L'Institut dispose également de plusieurs publications sur des thèmes ayant trait au milieu professionnel. L'Institut national de recherche et de sécurité offre de son côté un guide des maladies professionnelles, et des réponses à nos questions sur la médecine du travail. De plus en plus de salariés utilisent un ensemble clavier et écran, les deux ennemis de la vue et du dos. La situation ne risque pas de s'améliorer puisque le dialogue Humain-machine prend une place de plus en plus importante dans notre société. En France, les troubles musculo-squelettiques augmenteraient de 20 % par an.

Des coûts considérables

Dans un rapport sur ces troubles au Québec, la consultante Audrey Lalumière et sa collègue Cécile Collinge de l'IRSST expliquent: «Même si les forces en jeu sont minimes, plusieurs facteurs peuvent être à l'origine de troubles musculo-squelettiques reliés à l'utilisation de la souris (déploiement de forces excessives, maintien prolongé statique de contractions musculaires, postures extrêmes, contraintes organisationnelles et psychosociales...) ». C'est ainsi que lorsqu'on se sert du traitement de texte, près du tiers de notre temps est passé à manier la souris. Ce sont ces micro-efforts répétés qui ruinent notre santé. Heureusement, aussi paradoxal que cela puisse paraître, c'est d'Internet que viennent les traitements de ces traumatismes. Le site de la CSST, la Commission de la santé et de la sécurité du travail, est devenu incontournable et fournit de vastes éclairages sur la prévention dans le monde professionnel. Le centre de documentation permet même des recherches en ligne (http://centredoc.csst.qc.ca/). Meditrav (http://www.meditrav.com/), le portail francophone de la santé au travail, a mis en ligne un annuaire traitant des maladies professionnelles, de l'ergonomie, de l'hygiène du travail ainsi que plusieurs forums sur la santé au travail.

Les implications économiques et humaines des TMS sont considérables. Les employés deviennent moins performants et le traitement de ces affections alourdit encore la facture. Alors, soyez prudent. L'abus de micro peut être dangereux !

LA SANTÉ MENTALE

« La psychanalyse est une confession sans absolution », a joliment dit le poète et écrivain anglais Gilbert Keith Chesterton. Lorsque l'on évoque la santé mentale, l'un des premiers éléments auquel on pense est la psychanalyse, un vaste sujet puisque le terme lui-même est ambitieux. Il vient du Grec « psukhê », l'âme, auquel on a accolé le mot analyse. En simplifiant, on peut dire que la psychanalyse est une « méthode d'investigation psychologique » dont le but est d'étudier « la signification inconsciente des conduites ». Nous n'irons pas plus loin, sachant que certaines psychanalyses peuvent durer plusieurs années ou même une vie entière... Quant à la santé mentale, celle-ci a trait, si l'on en croit *Le Petit Larousse*, à « l'équilibre de la personnalité, la maîtrise de ses moyens intellectuels ». L'un des acteurs de la santé mentale est le psychologue.

« Seuls les psychologues inventent des mots pour les choses qui n'existent pas. » Ces paroles sont de Carl Gustav Jung, spécialiste du sujet s'il en est. La psychologie n'est pas une, mais comporte plusieurs courants : behaviorisme, cognitivisme, analytique (ou psychanalyse)... Chaque psychologue est formé selon un courant de pensée mieux adapté à tel ou tel type de thérapie : phobie, tendances suicidaires... Si vous décidez de suivre un traitement, il faudra que vous déterminiez le courant qui vous convient le mieux.

L'autre acteur de la santé mentale est le psychiatre. Il traite les maladies mentales, les troubles psychologiques. Le psychiatre est un médecin et agira sur les désordres mentaux avec des neuroleptiques, des antidépresseurs...

Outre les nombreux intervenants publics et privés dans le domaine de la santé mentale, le gouvernement a créé un Comité de la santé mentale. « Le Comité de la santé mentale du Québec est un organisme de planification et d'évaluation qui a pour mandat principal de travailler au développement et à l'ajustement des grandes orientations du Québec en santé mentale. » Enfin, il est important de rappeler que le domaine de la santé mentale compte de nombreux charlatans. Les titres de psychothérapeute ou de thérapeute n'étant pas protégés, de nombreux escrocs profitent de ce vide juridique pour abuser de nos concitoyens.

Ordre des psychologues du Québec

1100, avenue Beaumont, bureau 510
Mont-Royal (Québec)
H3P 3H5
Tél. : (514) 738-1881
Sans frais : 1 800 363-2644

http://www.ordrepsy.qc.ca/

Web thérapie

La psychanalyse a cent ans et n'a pas pris une ride. C'est devenu une industrie lucrative désormais présente chez les point com. Le psychanalyste n'a plus besoin d'acheter son divan chez Wal-Mart. Il peut désormais sonder votre âme depuis le clavier de son micro-ordinateur. Tout comme les logiciels antivirus, les cyberthérapeutes analysent les tréfonds de votre mémoire avec des résultats différents des thérapeutes traditionnels. Si l'on se réfère aux 21 000 abonnés que compte le bulletin hebdomadaire du site Psychomédia (http://www.psychomedia.qc.ca/), la psychologie passionne les Québécois. Attention cependant, même dans Internet, le patient est avant tout un client et votre Sigmund virtuel ne l'oublie pas.

L'annuaire PSYnergie (http://www.psynergie.com/) recensait au début de cette année 860 sites Web en français consacrés à la psychologie. Psychomédia, Psychonet (http://www.psychonet.fr/), Infopsy (http://www.redpsy.com/infopsy/)... Ce ne sont que quelques-uns des dizaines de sites Web consacrés à la psychologie. Tous ont un point commun : ils permettent à nos concitoyens de libérer leurs angoisses à l'abri de leur écran d'ordinateur, de contourner l'angoisse du face à face avec un psychologue.

Contourner l'angoisse

Sur Psychomédia, l'un des pionniers du genre, des centaines de personnes se connectent chaque jour sur le PsychoChat afin d'obtenir une écoute. Les internautes adoptent un pseudonyme et des psychologues répondent à des interrogations variées : manque affectif, abus sexuels, psychose... Les réponses aux questions personnelles suscitent beaucoup d'intérêt. Pychomédia a été fondé en 1996 par deux psychologues, Hélène Lebel et Richard Paquette. Le site est animé par de nombreux professionnels qui répondent aux questions des internautes. « Nous ne faisons pas de thérapie, de consultation en ligne. Le _chat_ n'est pas de la psychothérapie », déclare Hélène Lebel, psychologue et cofondatrice du site. La thérapeute conçoit d'ailleurs plus la psychologie sur le Web comme une communauté d'entraide. «À l'origine, lorsque nous avons fondé Psychomédia, nous étions plus centrés sur la transmission d'informations. Puis nous avons très vite changé notre focus pour créer une communauté autour du site», ajoute Mme Lebel. Selon cette dernière, le réseau des réseaux est un excellent médium pour concevoir des groupes d'entraide. Le Net peut ainsi être un bon moyen de contourner la solitude. Pour Noël, Psychomédia a organisé un Chat-o-Thon de Noël de 30 heures pour venir en aide aux personnes seules pendant la période des fêtes. Beaucoup de gens n'iront jamais consulter un spécialiste ou lire un livre de psychologie. Le simple fait pour eux de découvrir sur un site que les problèmes qu'ils vivent sont connus et traités peut aider ces personnes et rendre la psychologie plus accessible. Outre les cas de groupes d'entraide, de prévention du suicide, le réseau des réseaux aurait des vertus curatives spécifiques. Trois psychologues québécois testent ainsi depuis 1999 les vertus thérapeutiques d'Internet pour soigner l'agoraphobie, la peur des lieux publics. Les consultations se font par courriel.

Psycho-escrocs virtuels

Malheureusement, tous les sites ne sont pas aussi honnêtes que ceux que nous avons cités précédemment. C'est pourquoi de nombreux psychologues se défendent d'effectuer des consultations en ligne. Le code d'éthique n'est pas encore clair. L'Ordre des psychologues (http://www.ordrepsy.qc.ca/) est en plein débat sur la «Web thérapie». Le principal souci vient de la confidentialité sur la Toile. L'autre interrogation a trait au fait que le psychologue ne voit pas son patient, ce qui, pour certains praticiens, est incompatible avec un bon traitement. Dans un article sur Internet et la relation d'aide, la psychothérapeute et sexologue Josée Leboeuf remarque plus simplement: «Moins une personne est familière avec Internet, plus forte sera sa critique». Voilà qui expliquerait le refus de certains psys de considérer le Web comme une solution crédible.

Enfin, mais cela vaut aussi pour les consultations traditionnelles: «Le titre de "psychothérapeute" peut être utilisé par des psychologues et des psychiatres qui offrent des services de psychothérapie, mais aussi par toute autre personne, qu'elle possède une formation adéquate ou non», révèle le site de l'Ordre des psychologues du Québec. Cette brèche juridique permet ainsi à n'importe qui de devenir psychothérapeute et donc de fonder un site Web avec consultations en ligne.

Quelle que soit votre attitude vis-à-vis de la «Web thérapie», la prudence s'impose, comme le rappelle le comédien Patrick Timsit: «Il faut se méfier de la psychanalyse. Elle a un effet second: tu deviens pauvre».

LA SANTÉ ALIMENTAIRE ET LES OGM

Vous êtes-vous un jour demandé pourquoi la jolie tomate rouge que vous avez achetée chez le dépanneur est capable de se conserver plus d'une dizaine de jours ? Eh bien, c'est grâce au miracle des OGM (les organismes génétiquement modifiés). Les fruits et légumes ont toujours bon teint et ne vieillissent plus. Miracle, dites-vous ! Mais quels sont les effets sur votre santé ? Plus les années passent et plus la santé alimentaire devient un sujet d'actualité. Et force est de constater que, dans ce domaine, nous sommes à des années-lumière de l'Europe. Bien sûr, l'Europe a ses pays traditionnellement sous-développés alimentairement, telle la Grande-Bretagne, porteuse de la vache folle et de la fièvre aphteuse, mais dans l'ensemble les Européens se battent pour que leur alimentation ne nuise pas à leur santé. Malheureusement, la qualité du contenu de nos assiettes se détériore. Dans les années 1970, les ennemis étaient les colorants, les fameux E 150 ou E 349… La santé alimentaire, c'est à la fois bien se nourrir, équilibrer ses repas, mais aussi faire face à de nouveaux dangers, tels les OGM. En 1996, les surfaces de plantations génétiquement modifiées représentaient à peine trois millions d'hectares. Trois années plus tard, ce chiffre avait atteint 40 millions d'hectares pour l'ensemble de la planète. Si l'Europe, pour des raisons éthiques, représente moins de 1 % de ces surfaces, le Canada dépasse les 6,8 % et les États-Unis atteignent 74 % ! Pays de la mal bouffe par excellence, les États-Unis ont vu dans les OGM un moyen de gagner plus d'argent, de produire plus à moindre coût. Malheureusement, les OGM ne sont pas le seul danger en ce qui a trait à la santé alimentaire. «T'en fais pas mon p'tit gras», titrait récemment *Le Canard enchaîné* dans un hors-série sur l'alimentation. Le journal satirique citait l'OMS, l'Organisation mondiale de la santé, qui rappelait que l'obésité touche désormais plus de 1,1 milliard de personnes dans le monde. Les frites sucrées de McDonald sont pour beaucoup dans les bourrelets de nos concitoyens. Sur le site Santé-Net Québec (http://www.sante-net.net/chiffres/obesite.htm), les Québécois apprendront que leur consommation de sucres a été multipliée par sept depuis le début du siècle dernier. «On mange une plus grande quantité d'aliments " blancs ", plus de sucrés, plus de salés et plus de gras. De 1986 à 1996, la consommation de friandises sucrées a augmenté de 102 % et celle des boissons gazeuses, de 55 %», découvre-t-on grâce à Santé-Net. Le *junk food* prend le pas sur l'alimentation équilibrée et génère de multiples problèmes : obésité, maux cardiovasculaires. Bref, pour éliminer notre coca-cola quotidien (soit l'équivalent de 20 morceaux de sucre par litre du liquide noirâtre), le sport est une nécessité !

L'hygiène alimentaire

L'hygiène alimentaire est en passe de disparaître aux oubliettes si l'on en croit plusieurs études menées sur le sujet. Selon celles-ci, c'est dans les McDonald et autres Burger King que les risques de contamination sont les plus grands. Non pas à cause de produits mal lavés, mais plutôt à cause des clients eux-mêmes. En effet, plus de 80 % des avaleurs de Big Macs et autres hamburgers ne se lavent pas les mains avant de manger et facilitent la prolifération de bactéries dans leur organisme.

Quelques données sur les OGM

- Parmi les curiosités sur les OGM, les scientifiques ont conçu du tabac transgénique afin de recréer de l'hémoglobine humaine. Comme les virus développés par les plantes ne peuvent se transmettre aux humains, le risque de sang contaminé est nul.
- 60 % des produits disponibles dans les supermarchés de la planète pourraient contenir des OGM.
- Si les manipulations génétiques vous inquiètent ou vous intéressent, pourquoi ne pas relire *L'île du docteur Moreau* de H.G. Wells ou revoir *Gattaca* ?
- 53 % des Français pensent que les modifications génétiques auront des conséquences négatives sur le goût
- 80 % des Canadiens ignorent ce que signifie OGM

Vu d'ailleurs : l'agriculture biologique

«Une technique de culture qui bannit l'utilisation d'engrais chimiques et de pesticides de synthèse afin d'éliminer de la production animale et végétale leurs résidus nocifs.» Dans sa définition de l'agriculture biologique, l'*Encyclopedia Universalis* met le doigt sur ce qui est probablement l'un des secteurs les plus contrôlés de l'industrie agroalimentaire française. Pour se prévaloir de l'appellation AB, agriculture biologique, les produits doivent être composés au minimum de 95 % d'ingrédients biologiques issus de l'union européenne. Sur l'emballage, on doit voir le label, le nom de l'organisme de certification ainsi que le numéro d'agrément.

Les produits végétaux dont la teneur en ingrédients bio est comprise entre 70 % et 95 % peuvent faire référence à la mention « agriculture biologique» à condition d'indiquer les pourcentages des aliments d'origine. Ecocert, Qualité France et Afaq Ascert sont les trois organismes de certification reconnus par le Comité Français d'Accréditation. Ecocert, fondé en 1991 et implanté dans six pays européens, dispose d'une équipe de 40 contrôleurs, ingénieurs et techniciens agricoles chargés de faire respecter les normes établies. Avant l'arrivée des règlements, des initiatives privées existaient déjà avec des gestionnaires de marque tels que Nature et

Progrès ou ABF, qui avaient créé des cahiers des charges rigoureux. Depuis, Nature et Progrès et ABF ne sont plus reconnues.

Malgré tous ces efforts, l'agriculture verte n'est pas exempte de critiques. Ainsi, un animal bio n'est pas forcément né bio. En effet, des délais de conversion permettent aux élevages de devenir bio, et ce, même s'ils avaient été auparavant élevés selon des méthodes d'agriculture intensive. Tout n'est donc pas rose dans le petit monde vert.

« Le French paradox »

Les Landes sont l'une des plus grandes forêts d'Europe, c'est peut-être ce qui donne à ce pays cette douceur si particulière. Sur une distance égale à Montréal-Québec et sur une largeur de 150 kilomètres, on y respire l'odeur des pins. Comme le climat est doux, on s'y arrête pour pique-niquer. À la fin du 19e siècle, l'empereur Napoléon III a asséché cette plaine marécageuse, l'a transformée en région papetière, a construit des fermes modèles.

L'endroit est devenu avec le Lyonnais et l'Alsace l'une des grandes régions gastronomiques de l'Hexagone. C'est que sous leurs bérets solidement vissés et leurs pantalons de toile bleue trop larges, les paysans des marchés sont de redoutables commerçants. Chaque année, la France exporte 15 millions de kilogrammes de foie gras, une denrée dont le prix varie entre 100 et 150 dollars le kilogramme. Malheureusement, de plus en plus, la demande fait diminuer la qualité, et le touriste et l'étranger en font souvent les frais. Le foie gras est désormais fabriqué industriellement dans les pays de l'Est et en Israël, puis réimporté en France où l'on appose une certification locale. Bref, attention aux imitations dans un secteur concurrentiel où il n'existe pas un foie gras mais des foies gras : cru, mi-cuit... Les connaisseurs préfèrent celui de l'oie au canard, mais en revanche se délectent avec du confit de canard. Les amateurs de régimes pourraient croire que ces ventres bien repus de produits gras du terroir sont le berceau des maladies cardiovasculaires. Que nenni ! Le fameux « French paradox » révélé par une équipe de scientifiques américains a montré que les gens de la région landaise, gros mangeurs et bons buveurs, vivent plus vieux qu'ailleurs. La graisse serait plus ou moins nuisible pour nos artères selon les acides gras qu'elle contient. Celle de l'oie et du canard, peu saturée, maintient les taux de cholestérol très bas. Bonne chère ne nuit pas !

LA BIOÉTHIQUE

La bioéthique, c'est l'éthique médicale. En 1994, une Italienne de 63 ans donne naissance à un petit garçon. Toujours en 1994, une équipe de scientifiques britanniques sélectionne le «bon embryon» lors d'une fécondation artificielle. Chaque année, les médecins français permettent la conception artificielle de 2 500 enfants. En 1942, les États-Unis ont effectué des injections de plutonium et d'uranium à plus de 9 000 humains cobayes, afin d'en mesurer les effets secondaires sur l'homme. Bref, les manipulations génétiques des chercheurs n'ont de limites que celles que la société veut bien leur donner.

Voilà qui amène donc une question : et l'éthique dans tout cela ? Répondre à cette demande revient à poser des limites pour que l'humain n'aille pas trop loin. Dans l'Antiquité, chez les Romains, on montre le bébé au père, qui décide ou non de le reconnaître. En Europe, les autopsies sont interdites par l'Église catholique jusqu'à la Renaissance. À l'époque, les contrevenants risquaient d'être brûlés sur la place publique par l'Église. Aujourd'hui, cette dernière est toujours opposée à l'avortement. Au fil des ans et plus particulièrement au siècle dernier, certains textes ont pris valeur de principe en matière d'éthique médicale. Lors du jugement des criminels nazis à Nuremberg en 1948, et en référence à la barbarie nazie, les juges proclamèrent l'interdiction absolue de faire des expériences médicales sur l'homme. Ce principe est actuellement battu en brèche par des apprentis cloneurs (voir encadré). En outre, les expériences n'obtiennent pas toujours les résultats escomptés. C'est ainsi que la fameuse banque de sperme de Prix Nobel n'a jamais amené à la naissance d'un génie !

L'un des grands chantiers médicaux du 21e siècle sera probablement l'expérimentation des gènes. C'est ainsi que plusieurs laboratoires travaillent afin de savoir si certains de nos concitoyens n'ont pas une prédisposition à la violence. Aux États-Unis, certains employeurs utiliseraient des tests génétiques avant d'embaucher quelqu'un. Cette technique détecterait si la dite personne ne couverait pas une maladie incurable. Imaginons un instant le danger si des compagnies d'assurance venaient à mettre la main sur de tels renseignements. Notre patrimoine génétique va-t-il être mis sur banque de données ?

Docteur Mabuse et Mr Net

«J'attends avec impatience le clonage. Ça fera du personnel pas cher», a dit un jour le comédien Jean Yanne. Si la plupart des gouvernements occidentaux sont en passe de condamner le clonage humain à des fins reproductives, de nombreux flous subsistent cependant. Les requins de la copie facile y voient une source de profit commode, alors que certains chercheurs détectent le Nobel en bout de course. Le Web est devenu un outil de prédilection pour les cloneurs de tous acabits. Pourra-t-on bientôt cloner sa vieille grand-mère en appuyant sur le bouton d'un photocopieur ?

C'est la faute aux Anglais, plus précisément d'une brebis anglaise, Dolly, clonée en 1996 dans les locaux du Roslin Institute (http://www.roslin.ac.uk/). Depuis, rien ne va plus. Les rêves de l'être parfait renaissent dans les cerveaux de chercheurs plus ou moins sérieux. Selon *Le Petit Larousse*, le clone est une «copie conforme, imitation bon marché». Voilà qui n'a rien de rassurant. Heureusement, les lecteurs internautes seront contents. Les ressources sur le clonage ne manquent pas sur le réseau des réseaux. Yahoo! consacre même une page complète de liens sur le sujet (http://dailynews.yahoo.com/fc/Science/Cloning). Le célèbre portail propose des liens vers des sites traitant du sujet, mais également des capsules audio, vidéo ainsi que des dépêches d'agences de presse sur le sujet. Le clonage est abordé par des individus et des institutions plus ou moins raisonnables. Parmi les plus farfelus, le gourou Raël, béni par des extraterrestres il y a une vingtaine d'années, a créé le site Clonaid.com (http://www.clonaid.com/). Comme son nom l'indique, Clonaid a pour mission de concevoir des clones humains faute de pouvoir cloner les billets verts.

Cloner les billets verts

« Raël est disponible pour des conférences publiques sur le clonage humain pour un coût de 100 000 US$. Bon prince, Raël accorde une remise de plus de 90 % «si la conférence est uniquement destinée à des étudiants universitaires». Jamais à court de cynisme, le fondateur de la secte raëlienne affirme: «Clonaid fera payer le prix modique de 200 000 US$ pour ses services de clonage». L'entreprise de Claude Vorilhon, dit Raël depuis que les extraterrestres l'ont emmené dans leur soucoupe volante, vend également le service Insurclone qui, «moyennant 50 000 dollars US, offrira le prélèvement et le stockage en toute sécurité des cellules d'un enfant vivant ou d'une personne aimée afin de créer un clone». Enfin, le grand manitou originaire de Vichy, patrie de l'eau gazeuse curative, propose avec Clonapet de dupliquer votre animal préféré. Selon les raëliens, la compagnie Valiant Venture Ltd fondée aux Bahamas pour le projet Clonaid n'existe plus. «Elle a été annulée par le gouvernement des Bahamas à la suite des pressions de la télévision française… ». Si les affirmations des raëliens ne sont pas encore scientifiquement très plausibles, leurs ambitions font peur.

Bébés transgéniques

À travers son service Ovulaid, la société Clonaid donnait aux femmes stériles «la possibilité de choisir leurs futurs bébés sur un catalogue montrant les photos des femmes qui offrent leurs ovules». De plus en plus facilement, des catalogues en ligne permettent de choisir son bébé en fonction de traits physiques, du quotient intellectuel des donneurs… Les premiers bébés transgéniques arrivent. Selon la BBC, le chercheur Jacques Cohen, de l'Institut de médecine reproductive et de science de Saint-Barnabas dans le New Jersey aux États-Unis (http://www.sbivf.com/), aurait donné naissance à des bébés dont les gènes proviennent de leur père, de leur mère mais aussi d'une mère donneuse. Bref, les premiers bébés dont le patrimoine génétique aurait été modifié sont peut-être déjà parmi nous. Des choix qui rappellent un peu trop ceux de sinistres expériences menées par les médecins nazis pendant la Seconde Guerre mondiale. Un point commun anime tous ces faussaires de la vie: la notoriété et paradoxalement un certain goût du secret. Le docteur Brigitte Boisselier, directeur scientifique de Clonaid, a répondu à nos questions par des oui ou non sans donner plus de détails. La scientifique affirme cependant avoir trouvé un pays hôte pour créer des clones et qu'elle est «très proche» d'un résultat sur le clonage humain. Voire!

Parmi les apprentis cloneurs, le professeur Zavos est l'un des plus crédibles. Panos Michael Zavos est professeur à l'Université du Kentucky et travaille avec l'Italien Severino Antinori, qui avait défrayé la chronique il y a quelques années pour avoir permis à une femme de 62 ans de donner naissance à un enfant. Le docteur Zavos propose aussi bien des services de congélation de cellules que des kits d'analyse de sperme ou la sélection du sexe de votre futur bébé...

Éthiques et toc

Outre les enjeux monétaires du clonage, les enjeux éthiques sont bien présents. Selon un sondage du cabinet Price Waterhouse publié en février dernier, plus de 75 % des Canadiens sont opposés au clonage humain. En éliminant les gènes non désirés, va-t-on vers une société génétiquement parfaite comme dans le film *Gattaca*? L'humain peut-il être manipulé comme un objet? La déclaration universelle sur le génome humain de l'Unesco résout la question: «Des pratiques qui sont contraires à la dignité humaine, telles que le clonage à des fins de reproduction, ne doivent pas être permises». C'est sur le clonage à des fins non reproductives que les avis divergent. Si la majorité des pays occidentaux commencent à légiférer sur le clonage, force est de constater qu'il y a autant de trous dans l'éthique des pays de la planète que dans la couche d'ozone. L'Europe, probablement échaudée par les dérives du nazisme, a été parmi les premières à réglementer contre le clonage humain. Les États-Unis ont suivi, et le Canada, bon dernier, est en train de légiférer sur le chapitre. Les gouvernements hésitent et voient un risque de perdre une avance technologique, des débouchés thérapeutiques et donc de l'argent. Pourtant, les inquiétudes ne viennent pas des pays riches qui devraient se plier à l'éthique dominante. C'est plutôt du côté des pays pauvres que viennent les craintes où les contrôles sont moins aisés. Une fois les clonages effectués, les apprentis cloneurs pourront-ils dire comme dans la chanson: «Non raélien, je ne regrette rien... »?

LA MÉDECINE DU FUTUR

Que sera la médecine du futur? Ceux qui ont au moins 30 ans se souviennent certainement qu'à la fin des années 1970, les futurologues nous promettaient des pilules à la place de nos repas et des ordinateurs pour guérir nos maux… Nous serons plus prudents dans nos prédictions. Si l'on en croit les recherches actuelles, deux tendances devraient se développer en ce qui a trait à la médecine du futur. D'une part, de nouvelles thérapies devraient voir le jour à la suite de l'exploration du génome humain, et, d'autre part, les nanotechnologies devraient changer le visage de la médecine.

Selon les estimations, nos gènes seraient compris entre 30 000 et 80 000. L'exploration du génome humain devrait permettre de mettre au point de nouveaux médicaments, mieux ciblés. Ainsi, grâce au profil génétique d'un malade, les médecins pourront mieux cerner son traitement. Cette médecine, qui sera plus prédictive que curative (se rapprochant en cela de la médecine chinoise), n'est pas encore pour demain puisque les scientifiques évaluent à 8 000 le nombre des maladies génétiques.

L'autre voie vers laquelle devrait se diriger la médecine concerne les nanotechnologies.

« L'univers des nanotechnologies sera celui des robots microscopiques et des objets assemblés molécule par molécule par des machines invisibles à l'œil nu… », analysait la revue *Québec Science* en mai 1997. Cette science touche les domaines de la médecine, de l'informatique, de l'électronique et de l'ingénierie. «Les premiers à avoir fait un grand pas furent les chercheurs d'IBM en 1980 avec l'invention du microscope de force atomique. Ils étaient alors capables d'écrire le mot IBM en bougeant des molécules», explique Jean-Pierre Slakmon, président de Soquelec, une entreprise montréalaise spécialisée dans les nanotechnologies. Adaptées à la santé, les nanotechnologies signifient la réalisation «de microrobots pour la microchirurgie, la fabrication de microcircuits et le développement de moyens de voir les choses à l'échelle atomique», ajoute Jean-Pierre Slakmon. Les nanotechnologies, ce sont comme *Les voyages de Gulliver au pays imaginaire de Lilliput*, le monde de l'infiniment petit. À ceci près qu'avec les nanotechnologies, impossible n'est pas fiction. Selon le pdg de Soquélec, le Québec compte de nombreux centres universitaires et entreprises actives en nanotechnologies. Pourtant, ces dernières font peur. «Une société israélienne a mis au point une pilule qu'on avale, qui contient un petit émetteur. La pilule, en passant à travers votre système digestif, va le photographier. On peut alors voir les problèmes, les blocages.» Le spécialiste questionne alors : «Est-ce que le grand public peut absorber ça d'un coup?»

La bague du futur

La société japonaise MC Medical a par exemple construit une petite bague qui mesure le pouls et le taux d'oxygène dans le sang. Une petite machine reçoit les données transmises par la bague et les envoie vers le cabinet d'un médecin.

Les thérapies géniques

Il y a dix ans, Luc Dupont, un jeune docteur en biologie québécois de 26 ans, a une idée de génie en misant sur les thérapies… géniques. Il fonde alors une entreprise qui compte aujourd'hui 120 personnes. Cotés en bourse, les Laboratoires Aeterna financent leurs recherches par la vente de nutriments et de produits cosmétiques. Car même si les thérapies géniques sont prometteuses, il faudra encore du temps pour que l'on mette au point une technique qui empêche les tumeurs cancéreuses de se développer, en bloquant artificiellement les vaisseaux sanguins qui les alimentent. Les gens de cette entreprise de Sainte-Foy ont utilisé jusqu'à des cartilages de requin pour réussir leurs expériences. Si le «génie» québécois est plutôt bien parti, les thérapies géniques n'en sont qu'à leurs balbutiements. On estime à une fourchette de 30 000 à 80 000 le nombre de gènes chez l'homme et à plus de 8 000 les maladies génétiques. L'exploration du génome humain devrait ouvrir la voie à l'élaboration de nouveaux médicaments, provenant de l'étude de ces gènes. En connaissant mieux le profil génétique d'un malade, il sera possible de bonifier son traitement. La médecine du futur sera alors plus prédictive que curative. De nouvelles disciplines telles que la pharmacogénomique devraient alors se dégager.

LA SANTÉ ET LA JUSTICE

La santé et la justice sont deux mondes inséparables. Que serait la santé sans des règles juridiques qui protègent le malade? Cette question se pose de plus en plus avec la généralisation des nouvelles technologies. Le lien entre la santé et Internet est de plus en plus fort. Sur le réseau des réseaux, la confidentialité de l'information médicale est l'un des enjeux les plus importants et les moins respectés. Au Québec, la Commission d'accès à l'information s'assure que santé et libertés individuelles font bon ménage. L'organisme français CNIL, la Commission Nationale de l'Informatique et des Libertés, a mené une enquête sur 59 sites Web consacrés à la santé. Les résultats sont plutôt inquiétants. Dans son rapport, la CNIL rappelle: « Seul un tiers des sites indique qui en est le responsable». Afin d'avoir accès à des conseils personnalisés, des lettres d'information, les internautes doivent fournir moult renseignements personnels: nom, courriel, données sur leur santé… Dans plus de 55 % des cas, l'internaute ne saura pas ce qu'il advient des informations qu'il a transmises: publicité, banques de données, revente à d'autres sites… Autant de possibilités préoccupantes. Après tout, des compagnies d'assurance, des entreprises pharmaceutiques pourraient avoir accès à votre vie privée sans que vous ayez donné votre consentement. Et quand bien même les sites Web médicaux en ligne respecteraient leur promesse de ne pas faire le commerce de renseignements, que deviennent ces engagements lorsqu'une « point com » de la santé fait faillite? Bien souvent, son seul actif est sa banque de données. Ces questions non résolues alarment plus de 90 % des internautes, si l'on en croit une récente enquête du cabinet Pew Internet & American Life. Car les risques de dérapage existent. Le dossier médical en ligne est ainsi un sujet brûlant en Europe. La société française Uni-Médecine envisage de créer un dossier médical en ligne, alimenté par le patient. Le danger est qu'Uni-Médecine est une société commerciale. Fait encourageant à noter, par souci de sécurité, selon une étude menée par le cabinet Harris Interactive, seuls 14 % des médecins transmettent des données cliniques concernant leurs patients par courrier électronique. Enfin, «La CNIL relève que la plupart des sites destinés au grand public prennent la précaution de préciser que les informations délivrées ne remplacent pas une consultation médicale». En cas de litiges avec un professionnel d'une spécialité médicale, adressez-vous à l'Office des professions plutôt qu'à l'ordre concerné.

Office des professions du Québec

Complexe Desjardins
Tour de l'est, 18e étage
Montréal (Québec)
H5B 1B4
Tél. : (514) 873-4057

http://www.opq.gouv.qc.ca

Office des professions du Québec

800, place d'Youville, 10e étage
Québec (Québec)
G1R 5Z3
(418) 643 6912
Sans frais : 1 800 643-6912

Commission d'accès à l'information

Siège social
575, rue St-Amable, bureau 1-10
Québec (Québec)
G1R 2G4
Tél. : (418) 528-7741
480, boulevard Saint-Laurent, bureau 501
Montréal (Québec)
H2Y 3Y7
Tél. : (514) 873-4196
Sans frais : 1 888 528-7741

http://www.cai.gouv.qc.ca/

LES PREMIERS SOINS

Le secourisme est «l'ensemble des moyens simples mis en œuvre pour soigner en urgence les personnes malades ou accidentées». C'est parfois en appliquant des gestes simples que vous sauverez quelqu'un. Nul besoin d'avoir suivi une longue formation médicale pour posséder des notions de secourisme fort utiles.

Contre les maux de tête – un remède de 1765

« Prenez roses sèches, ou pain de roses, ce que vous voudrez. Son de froment, autant de roses, vin blanc, ce qu'il faut. Faites bouillir le tout ensemble dans un plat, jusqu'à ce que le vin soit consumé, que les roses soient presques séchées. Mettez ces roses dans des étoupes, les appliquez sur la tête du malade.»

Extraits du Recueil des remèdes faciles et domestiques, *Musier Père, 1765.*

LES SERVICES D'URGENCE

On ne vous souhaite pas d'avoir recours à ces services. Même si le personnel est toujours «hospitalier», si l'on peut dire, les urgences dans les hôpitaux débordent de patients. «Ils entrent à l'hôpital, on les soigne, ils retournent chez eux, on les maltraite et ils reviennent à l'hôpital... C'est sans doute cela la médecine sociale... », a écrit Alice Parizeau. Sans commentaires !

Temps d'attente en semaines entre une première visite et une hospitalisation

Province	1993	1998
Saskatchewan	9,8	20,2
Île-du-Prince-Édouard	17,1	16,0
Colombie-Britannique	10,4	15,2
Terre-Neuve	10,6	14,5
Nouveau-Brunswick	2,3	14,1
Alberta	10,5	14,0
Canada	9,3	13,3
Manitoba	10,5	12,4
Nouvelle-Écosse	11,5	11,9
Ontario	9,2	11,9
Québec	7,3	11,9

Source : Institut Fraser

Ces chiffres sont évidemment à consommer avec modération puisque certaines spécialités telles que la radio-oncologie ne demandent «que» 7,2 semaines d'attente au Québec, comparativement à 23,9 en ophtalmologie !

Quoi qu'il en soit, si malgré ces temps d'attente vous avez toujours besoin d'être transporté rapidement à l'hôpital, vous pouvez joindre la police, l'ambulance, les pompiers en composant le 911.

Comme une rage de dents ou une grosse grippe ne se déclarent pas forcément du lundi au jeudi entre 9 h et 21 h, nous vous donnons quelques adresses pour les urgences ainsi que les coordonnées de pharmacies ouvertes 24 heures sur 24. Si vous ne trouvez pas votre bonheur avec ces quelques adresses, n'hésitez pas à contacter Info-Santé pour en savoir plus.

À Montréal
Urgences dentaires
Tél. : (514) 937-6011, poste 2462

Pharmaprix 24 h/24 h
Promenades du musée
5122, Côte-des-Neiges
Montréal (Québec)
Tél. : (514) 738-8464

Pharmaprix 24 h/24 h
Les Galeries Taschereau
344, boulevard Taschereau
Greenfield Park (Québec)
Tél. : (450) 672-3410

Enfin, vous pouvez téléphoner à votre CLSC local. Vous serez mis en relation 24 heures sur 24 avec une infirmière du service Info-Santé.

À Québec
Tél. : (418) 653-5412 en semaine
Tél. : (418) 656-6060 la fin de semaine
La Croix Rouge à Montréal : (514) 362-2900
Centre antipoison du Québec : (418) 656-8090
Centre antipoison : 1 800 463-5060

UN COMPARATIF DES SYSTÈMES DE SANTÉ DANS LE MONDE

Au début de 2001, un rapport publié par l'OMS, l'Organisation Mondiale de la Santé, a eu l'effet d'une bombe dans certains pays industrialisés. Cette enquête, un comparatif des systèmes de santé dans le monde, donne des notes catastrophiques à l'Amérique du Nord. Les États-Unis obtiennent la 37e place sur 191 nations étudiées… loin derrière des nations beaucoup plus pauvres. La situation du Canada n'est pas plus brillante puisque nous devons nous contenter de la 30e place. On a souvent le système de santé que l'on mérite. Le généticien Albert Jacquart nous l'explique simplement (voir encadré). Vaut-il mieux se faire soigner en Colombie qu'au Canada? Probablement, si l'on en croit le très sérieux organisme qui classe la Colombie en 22e position. «L'Organisation Mondiale de la Santé a procédé à la première analyse des systèmes de santé effectuée dans le monde. Cinq indicateurs de performance sont utilisés pour mesurer les systèmes de santé des 191 États membres. L'analyse conclut que la France fournit les meilleurs soins de santé généraux, suivie notamment de l'Italie, de l'Espagne, d'Oman, de l'Autriche et du Japon», peut-on lire en parcourant le rapport de l'OMS. Selon le Directeur général de l'OMS, le Dr Gro Harlem Brundtland: «Le principal message qui émane de ce rapport est que la santé et le bien-être des populations dans le monde dépendent étroitement de la performance de leurs systèmes de santé. Or la performance fluctue sensiblement, même entre des pays qui ont des niveaux comparables de revenu et de dépenses de santé. Il est essentiel que les décideurs comprennent les raisons sous-jacentes à cela pour pouvoir améliorer la performance de leurs systèmes, et la santé des populations».

Il n'existe pas un mais des systèmes de santé dans le monde. Au-delà des chiffres bruts, il faut comprendre que les systèmes de santé reflètent avant tout l'âme d'une société. Les dépenses de santé par habitant du Canada le placent au 35e rang de la planète. En résumé, nos gouvernements se moquent parfaitement de la bonne santé de leurs administrés. Le tableau des dépenses de santé dans le monde par habitant de 1975 à 1997 est intéressant (voir encadré). Comme on peut le constater dans cet encadré, les États-Unis sont, parmi les pays du G7, la nation qui dépense le plus par habitant en matière de santé. Pourtant, le résultat américain est l'un des plus mauvais au monde, si l'on en croit l'OMS. Pourquoi? Parce que le système de santé de nos voisins du sud est un système inégal où se mélangent hôpitaux de très bonne et de très mauvaise qualité. La qualité est déterminée par la capacité qu'ont les patients à sortir leurs liasses de dollars.

Si l'on excepte le Japon et quelques pays du Golfe, tel Oman, mieux vaut se faire soigner en Europe que partout ailleurs au monde. Ces systèmes de santé européens peuvent être divisés en trois catégories: d'une part, les systèmes de santé financés par les cotisations salariales (c'est le cas pour l'Allemagne, l'Autriche, la Belgique, la France, le Luxembourg et les Pays-Bas); d'autre part, les services nationaux de santé avec un accès gratuit aux soins, c'est le cas du Danemark, de la Grande-Bretagne, de la Finlande, de l'Irlande et de la Suède. Enfin, le troisième modèle est un mélange des deux concepts précédents. C'est le cas en Italie, en Espagne, en Grèce et au Portugal. Tous les systèmes de santé européens connaissent aussi la crise et vont de réforme en réforme. Certains, comme le NHS, le National Health Service anglais, sont devenus la honte de l'Europe et, après le passage désastreux de Margaret Thatcher, ne peuvent plus vraiment être considérés comme un service de santé à part entière tant l'état de délabrement du NHS est inquiétant. En Allemagne, les travailleurs cotisent à hauteur de 13,5 % de leur salaire (chiffres de 1994) afin d'assurer leur protection sociale. L'Allemagne possède aussi bien des hôpitaux publics que privés. Les Autrichiens disposent d'un modèle semblable à celui des Allemands. L'Autriche manque en revanche de dentistes. En Belgique, les spécificités linguistiques et culturelles agissent plutôt négativement sur le système de santé. Dans certains pays européens comme la Grèce, le système de santé n'existe que depuis 1983 et le pays a presque deux fois moins de lits d'hôpitaux que la moyenne européenne. Pourtant, la Grèce obtient des résultats plus qu'honorables en matière de santé. La France allie de son côté un mélange de privé et de public. Si la quasi-totalité des Français bénéficient de la sécurité sociale, plus de 87 % d'entre eux ont souscrit à une assurance médicale complémentaire qui couvre les soins non remboursés par la sécurité sociale. Les systèmes de santé scandinaves ont la réputation d'être les plus généreux. En Suède, l'entreprise prend en charge 80 % des soins de santé et l'État, les 20 % restants. Enfin, pour la petite histoire, évitez de tomber malade au Nigéria, au Congo, en Centrafrique, en Birmanie et en Sierra Leone; ces pays sont la lanterne rouge des systèmes de santé.

L'évaluation des systèmes de santé dans le monde par l'OMS :
http://www.who.int/inf-pr-2000/fr/cp2000-44.html

Comment répartir les richesses sans être utopiste ?

Réponse : Être utopiste, c'est avoir des rêves qui peut-être un jour deviendront réalité. Si on n'est pas utopiste, on accepte le présent et rien ne se passe. Ce sont toujours des utopistes qui apportent des changements, que ce soit Jésus-Christ, Mahomet ou Marx. Ce sont ces gens-là qui ont effectivement apporté des changements à la longue. C'était des utopistes. Alors comment répartir les richesses ? Il faut garder la loi du marché pour tous les biens qui sont marchandables tels que les vêtements ou la nourriture. Par contre, pour les biens non marchandables que sont l'éducation, le système de santé ou le système judiciaire, il faut évidemment accepter qu'il y ait égalité. La répartition est dans l'égalité. Quand une nation demande de l'argent pour les soins, elle se conduit comme les papes qui vendaient des indulgences. Tout malade a droit à des soins. Tout enfant a droit à l'éducation. C'est à chacun selon ses besoins. Alors que lorsqu'il s'agit de caviar ou de manteaux de fourrure, que le plus riche ait un manteau de fourrure et que le plus pauvre ait un manteau en peau de lapin, s'il a aussi chaud, ça n'a pas d'importance.

Extrait d'une entrevue de Ludovic Hirtzmann avec Albert Jacquart, octobre 1998

Les dépenses de santé dans le monde par habitant de 1975 à 1997 (en $US et à parité de pouvoir d'achat)

Pays/Années	1975	1985	1995	1997
Canada	423	1 192	2 019	2 102
Québec	426	1 153	1 875	1 903
Allemagne	375	979	2 128	2 339
France	389	1 082	1 971	2 103
Italie	287	830	1 503	1 589
Japon	263	820	1 576	1 741
Royaume-Uni	271	669	1 234	1 347
États-Unis	605	1 798	3 767	4 090
Moyenne G7	434	1 218	2 296	2 459
Moyenne sans les États-Unis	335	929	1 739	1 870

Source : Ministère de la Santé et des Services sociaux

Deuxième partie

Les services sociaux

Que serions-nous sans nos services sociaux? Nous nous plaignons qu'ils ne sont pas assez développés. Il n'en reste pas moins que c'est peut-être notre principale force, à nous Québécois. Nulle part ailleurs en Amérique du Nord n'existe-t-il un système aussi social qu'au Québec. Ne l'oublions pas…

LES ALLOCATIONS FAMILIALES

Si vous avez des enfants mineurs, vous avez droit aux allocations familiales du Québec et peut-être aussi à la prestation fiscale pour enfant du Canada. L'allocation familiale est versée par la Régie des rentes, alors que la prestation fiscale pour enfant est versée par Revenu Canada. Vous avez droit à une allocation familiale si vous avez la charge d'un enfant de moins de 18 ans. L'allocation familiale est calculée d'après vos revenus de l'année précédente. Si vous êtes un couple, que vous avez un enfant et que vos revenus sont de 21 000 dollars et moins par année, vous toucherez une allocation familiale de 625 dollars annuellement. Ce montant n'atteindra pas plus de 81 dollars annuellement si vos revenus de l'année dépassent les 24 000 dollars. Cette généreuse aide gouvernementale de 6,75 dollars par mois devrait vous permettre d'emmener un mois sur deux votre enfant au cinéma par exemple ou de lui payer deux hamburgers! Le seuil à partir duquel une allocation diminue est établi à 15 332 dollars pour une famille monoparentale.

Pour faire une demande d'allocation familiale, vous devez être demandeur de la prestation fiscale canadienne.

Si l'un de vos enfants est handicapé, vous pouvez également recevoir l'allocation pour enfant handicapé, qui est de 119,22 dollars par mois. Vous devez vous renseigner auprès de la Régie des rentes du Québec et à Revenu Canada.

Régie des rentes

Édifice La Tourelle
1055, boulevard René-Lévesque Ouest, 4e étage
Montréal (Québec)
H2L 4T6
Tél. : (514) 873-2433 (renseignements)

Régie des rentes

Case postale 5200
Québec (Québec)
G1K 7S9
Tél. : (418) 643-5185 (renseignements)
Ailleurs au Québec : 1 800 463-5185

Prestations familiales

À Montréal : Tél. : (514) 864-3873
À Québec : Tél. : (418) 643-3381
Ailleurs au Québec : 1 800 667-9625

http://www.rrq.gouv.qc.ca/

Revenu Canada

305, boulevard René-Lévesque
Montréal (Québec)
H2Z 1A6
Tél. : (514) 283-8577
Ailleurs au Canada : 1 800 387-1194

http://www.ccra-adrc.gc.ca/

LES PRESTATIONS SPÉCIALES DE GROSSESSE ET D'ALLAITEMENT

Vous avez décidé d'accueillir monsieur Bébé dans votre foyer. Eh bien mesdames, sachez que vous pouvez bénéficier d'une prestation spéciale de grossesse jusqu'à la date de votre accouchement si vous êtes prestataire de l'assurance emploi. Présentez-vous à votre Centre local d'emploi avec une attestation de grossesse délivrée par votre médecin. Cette allocation de grossesse qui viendra s'ajouter à votre prestation d'assurance emploi est de 55 dollars par mois. C'est avec cette somme que vos bons gouvernants espèrent que vous pourrez acheter des aliments sains pour que votre enfant naisse dans de bonnes conditions. Avec la foi, vous devrez y parvenir…

Une fois votre bébé né, vous aurez alors droit à une prestation spéciale d'allaitement. Il faut là aussi que vous vous présentiez à votre Centre local d'emploi avec une «preuve de la naissance de votre bébé ainsi qu'une déclaration écrite signée par vous-même et qui confirme que vous allaitez». Fort de ces démarches, vous toucherez 55 dollars par mois jusqu'à ce que votre enfant atteigne 1 an.

Pour faciliter l'accouchement – un remède de 1765

« Prenez noyaux de dattes, écorce d'orange sèche. Mettez tout cela en poudre fort subtile, que vous passerez par le tamis de soie. Donnez à la malade le poids d'un écu de cette poudre, mélée avec deux doigts de vin blanc lorsque l'enfant sera tourné. Il est certain qu'elle accouchera plutôt, sans beaucoup de douleur. »

Extraits du Recueil des remèdes faciles et domestiques, *Musier Père, 1765.*

L'ALLOCATION DE MATERNITÉ

Cette allocation est versée par le gouvernement du Québec lors des deux premières semaines de la maternité. Elle est versée avant que les prestations du régime d'assurance emploi du gouvernement fédéral prennent le relais. Il faut ne pas avoir un revenu supérieur à 55 000 dollars par an pour toucher une allocation de maternité.

Pour en savoir plus :

Ministère de l'Emploi et de la Solidarité

À Québec : Tél. : (418) 646-4099
Partout au Québec : 1 888 643-4022

http://mess.gouv.qc.ca/

LA PRESTATION DE MATERNITÉ

La prestation de maternité est versée par le Régime d'assurance emploi du gouvernement fédéral pendant une période maximale de 15 semaines de congé de maternité. Il est intéressant de savoir que l'autre parent peut recevoir pendant dix semaines des prestations parentales en se prévalant du même régime. Sur le plan financier, la prestation de maternité représente 55 % du salaire brut jusqu'à concurrence de 413 dollars par semaine. Si les revenus familiaux sont inférieurs à 25 921 dollars annuellement, ce pourcentage peut atteindre 70 %.

Pour en savoir plus :

Développement des ressources humaines Canada

À Montréal : Tél. : (514) 496-1101
À Québec : (418) 648-5050

http://www.hrdc-drhc.gc.ca/

Enfin, le gouvernement a créé un portail Internet décrivant toutes les aides gouvernementales ayant trait à la naissance :

http://www.naissance.info.gouv.qc.ca/

L'ADOPTION

Selon les années, le Québec s'enrichit de près de 700 à 1 000 petits Québécois venus d'ailleurs. Plusieurs millions d'enfants sont à adopter dans le monde. Une situation qui ne laisse pas indifférents les Québécois, qui adoptent beaucoup d'enfants à l'étranger. Très majoritairement, les Québécois adoptent des bébés chinois. Environ 4 % des immigrants canadiens sont des enfants adoptés. En 1999, les Québécois ont adopté 698 enfants étrangers, soit environ 38 % de l'ensemble des adoptions au Canada. L'an dernier, les adoptions québécoises ont grimpé à 900 enfants. Le phénomène a pris de l'ampleur à la faveur d'un changement législatif puisque, jusqu'en 1990, on ne comptait que 250 adoptions internationales. 92 % des adoptions internationales ont été faites par des couples et, en 1999, près d'un enfant adopté sur deux était Chinois. Au Québec, les strictes procédures d'adoption nous protégeraient des dérapages. L'adoption ne peut s'effectuer moyennant rémunération. Mais pour adopter un bébé dans la province, il faut savoir s'armer de patience.

Adoptions cybernautiques

Il aura fallu la médiatisation de la triste affaire des jumelles américaines récemment vendues dans Internet pour que l'on découvre la cyberadoption. Pourtant, le phénomène n'est pas récent. Les excès ne manquent pas dans ce domaine puisqu'il est désormais presque possible d'acheter sur la Toile un bébé par «paiement sécurisé». Aux États-Unis, des centaines de sites sont consacrés avec plus ou moins de bonheur à l'adoption. Malheureusement, sur certains sites consacrés à l'adoption, l'éthique n'est pas toujours au rendez-vous.

Josh B. a 9 ans. C'est un petit Américain d'ascendance hispanique, il aime le soccer et les animaux. Sa mère se droguait alors qu'elle était enceinte, ce qui a retardé le développement intellectuel du petit bonhomme. Josh est, avec Anna, 4 ans, Samantha, 6 ans, l'un des «nouveaux enfants» à adopter sur le site Web de l'Utah's Child and Family Connection. Plus de 20 % de ces enfants font partie d'une minorité ethnique.

Adoption à haut débit

Sur la page «recherche d'enfants» du site (http://www.utdcfsadopt.org/search.html), vous pouvez choisir votre petit bout de chou. S'il n'est pas possible de demander un petit blond aux yeux bleus avec une tête de bon Mickey, la liste des critères fait peur : garçon, fille, Hispanique, Afro-américain, Américain de souche, autiste, abusé sexuellement… Le questionnaire fait sursauter et l'on a l'impression d'être chez Valentine à répondre aux questions de la caissière sur la composition d'un hot-dog.

D'ailleurs, l'adoption est aussi un commerce et les intermédiaires sont nombreux : avocats, gouvernements, agences d'adoption... Selon le cabinet américain Marketdata Enterprises, les services d'adoption représentent un marché de 1,44 milliard de dollars US et devraient croître de 11,5 % annuellement jusqu'en 2004. Sur le site adoptlaw.org, l'adoption d'un petit Roumain coûte 16 500 dollars US. À ce montant, il faudra ajouter les billets d'avion, les frais de séjour, la traduction de documents, les frais médicaux... Adoptlaw.org donne même des conseils afin d'obtenir une aide financière, mais n'a pas encore osé mettre de lien vers une institution bancaire. Et en Ontario, depuis l'an dernier, les parents doivent verser au gouvernement une taxe de 925 dollars lorsqu'ils adoptent un enfant à l'étranger...

Si le Québec se conforme à la Convention internationale de La Haye de 1993 qui protège les droits de l'enfant, il n'en va pas de même pour Internet, qui n'est pas soumis à la Convention. En fait, les dérapages viennent du fait qu'il existe un vide juridique sur le Web en ce qui a trait à l'adoption. Dès 1999, le Vietnam a interdit les adoptions d'enfants à la France pour freiner le trafic de bébés vendus et le Cambodge a suspendu les adoptions internationales en juin dernier.

Bébé à vendre

Tout ce qui est sur le réseau des réseaux n'est pas forcément bon à prendre. «Bébé. 12 mois, 6 kilogrammes. Prix de vente : 30 000 francs belges», pouvait-on lire récemment sur un site Web belge. Canular ? Probablement. Mais avant de choisir un site, visitez-en plusieurs et comparez les procédures d'adoption. Un bon point de départ est incontestablement le site *Ces enfants venus de loin*. Ce dernier a mis en ligne de nombreux conseils ainsi que des liens vers des ressources fiables en adoption. Aux États-Unis, About.com consacre de vastes dossiers à l'adoption. Mouvement retrouvailles est également un site intéressant et gère une banque de plus de 12 000 noms de personnes cherchant leurs parents ou leur enfant. Enfin, pourquoi ne pas faire découvrir à vos tout-petits le site des Droits de l'enfant (http://www.droitshumains.org/) qui explique à ceux-ci la Convention internationale des droits de l'enfant.

LA RENTE D'ORPHELIN

Lorsque l'un des deux conjoints décède, les enfants à charge du conjoint survivant peuvent toucher une rente d'orphelin. Cette rente est de 56,65 dollars par enfant par mois, jusqu'à ce que celui-ci atteigne l'âge de 18 ans.

Pour en savoir plus :
Régie des rentes du Québec
À Montréal : Tél. : (514) 873-2433
À Québec : Tél. : (418) 643-5185
Ailleurs au Québec : 1 800 463-5185

LE PROGRAMME APPORT

APPORT signifie «Programme d'aide aux parents pour leur revenu de travail». Lorsque des parents ont de faibles revenus et des enfants à charge, ils peuvent toucher une prestation complémentaire. Selon ses revenus, une famille reçoit de 280 à 3 780 dollars par an. Les revenus d'une famille biparentale ne doivent pas dépasser 22 000 dollars par an et 16 000 dollars dans le cas d'une famille monoparentale. Le programme APPORT fournit également une aide financière pour les programmes de garde d'enfants.

Pour en savoir plus :

Programme APPORT

1125, rue Ontario Est, 1er étage
Montréal (Québec)
H2L 1R2
Tél. : (514) 872-8888

Direction régionale de la sécurité du revenu

1010, rue Borne
Québec (Québec)
G1N 1L9
(418) 643-6875
Sans frais : 1 800 463-5947

Ministère de l'Emploi et de la Solidarité

Sans frais : 1 888 643-4721

http://mess.gouv.qc.ca/

LES GARDERIES

Le système de garderie s'est développé au Québec à partir des années 1970 et s'est professionnalisé 10 ans plus tard. Toutes les garderies sont des corporations privées soumises aux normes de l'Office des services de garde à l'enfance. Elles sont sans but lucratif à 59 %. Leurs conseils d'administration sont composés de parents. Le système des garderies fait l'objet de vives critiques depuis quelques années. Le nombre de places de garderies se révèle insuffisant pour répondre à la demande et les prix sont souvent trop élevés pour les familles à faible budget. Cette situation n'encourage pas les Québécois à agrandir leur petite famille...

Il existe trois sortes de services de garde :

– la garde en milieu familial : la gardienne peut recevoir jusqu'à six enfants chez elle. Si elle est assistée d'une personne adulte, elle peut accueillir trois enfants supplémentaires ;

– la garderie : les garderies comptent au moins sept enfants pour des périodes qui ne peuvent excéder 48 heures ;

– la garde en milieu scolaire : elle est régie par la commission scolaire et l'école dont elle dépend. Elle est généralement ouverte avant et après les heures de classe ainsi que le midi. Elle peut également être ouverte durant la période estivale.

Le gouvernement québécois a lancé en septembre 1997 une réforme du système prévoyant développer 73 000 places entre 1997 et 2001 au coût de cinq dollars par jour par enfant. Traditionnellement, les frais de garde exigés des parents varient suivant leurs revenus. Les plus pauvres bénéficient de l'aide financière du gouvernement grâce aux diverses déductions et autres exonérations fiscales. Les plus riches paient le plein tarif. La place à cinq dollars permet à tous ceux qui n'ont pas les moyens de payer une garderie et qui ne peuvent bénéficier de l'aide gouvernementale de pouvoir placer leurs enfants. Ces derniers doivent être âgés au moins de quatre ans. Cette contribution de cinq dollars des parents comprend un repas et deux collations journalières. Les parents qui ont de faibles revenus peuvent jouir d'une aide de trois dollars quotidiennement pour leurs frais de garde.

Malheureusement, des rumeurs crédibles font état d'une hausse de la contribution financière des parents dans les garderies à cinq dollars. Le système pourrait bien avoir vécu.

L'Office des services de garde à l'enfance publie une brochure qui répertorie toutes les garderies du Québec par région, intitulée *Où faire garder nos enfants ?*

Tél. : (514) 873-2323
Sans frais : 1 800 363-0310

http://www.mfe.gouv.qc.ca/

Le gouvernement a créé un portail Internet décrivant toutes les aides gouvernementales ayant trait aux garderies :

http://www.naissance.info.gouv.qc.ca/

Il existe aussi diverses associations qui peuvent vous renseigner :

Association des services de garde en milieu scolaire du Québec

13, rue Saint-Laurent Est
Longueuil (Québec)
J4H 4B7
Tél. : (450) 646-2753

Regroupement des agences de services de garde en milieu familial du Québec

55, avenue Dupas, bureau 317
Lasalle (Québec)
Tél. : (514) 595-9955

Au sujet des garderies en milieu scolaire, vous pouvez également vous renseigner auprès des organismes suivants :

Association des agences de garde en milieu familial Montréal/région

3405, 1re Rue
Laval (Québec)
H7V 1A6
Tél. : (450) 973-4999

Centre québécois de ressources à la petite enfance

2100, avenue Marlowe
Montréal (Québec)
H4A 3L5
Tél. : (514) 369-0234

http://www.cqrpe.qc.ca/

Regroupement des centres de la petite enfance de l'île de Montréal

4321, avenue Papineau, bureau 201
Montréal (Québec)
H2H 1T3
Tél. : (514) 528-1442

Regroupement des centres de la petite enfance des régions de Québec et Chaudière-Appalaches inc.

2290, rue Jean-Perrin, bureau 222
Québec (Québec)
G2C 1T9
Tél. : (418) 842-2521

Services de garde en milieu scolaire

Ministère de l'Éducation
1035, rue de la Chevrotière, édifice Marie-Guyart, 10e étage
Québec (Québec)
G1R 5A5
(418) 644-2386
Solidarité sociale : 1 888 643-4721

LE CONSEIL DE LA FAMILLE ET DE L'ENFANCE

Le rôle du Conseil de la famille et de l'enfance est de conseiller le gouvernement dans la conduite de la politique familiale québécoise.

Conseil de la famille et de l'enfance

900, boulevard René-Lévesque Est
Place Québec
8ᵉ étage, bureau 800
Québec (Québec)
G1R 6B5
Tél.: (418) 646-7678
Sans frais: 1 877 221-7024

http://www.cfe.gouv.qc.ca/

Ailleurs dans le monde : l'esclavage des enfants

100 millions. C'est le nombre des enfants esclaves dans le monde. Les petits Pakistanais tissent des tapis 12 heures par jour pour 50 sous par semaine et sont attachés avec des chaînes à leur poste de travail. Les petits Thaïs, Indiens ou Philippins, sont enfermés dans des bordels. Pour le plaisir des touristes mais aussi majoritairement de la clientèle locale. Les gamins Indonésiens fabriquent nos souliers de jogging. Une paire de souliers de tennis vendue 100 dollars au Canada rapporte 17 sous à l'enfant qui les fabrique… Domestiques au Maroc, mineurs au Pérou, employés au défrichage au Brésil. Les exemples sont légion et plus macabres les uns que les autres. Les enfants servent souvent de monnaie d'échange pour obtenir un contrat de travail pour un adulte. Les victimes sont issues de familles pauvres, analphabètes, généralement indigènes. Les rabatteurs viennent des villes. Ils n'ont aucun mal à convaincre les parents de vendre leur progéniture. L'enfant est une sorte d'assurance vie dont on se sépare comme d'un objet.

LE CONSEIL PERMANENT DE LA JEUNESSE

Le Conseil permanent de la jeunesse est un organisme du gouvernement du Québec. Quinze jeunes âgés de 15 à 30 ans y siègent et conseillent le gouvernement sur les questions concernant la jeunesse. Sur son site Web, le Conseil permanent de la jeunesse nous apprend que si les 15-29 ans représentaient 36,9 % de la population québécoise en 1981, ces derniers ne constituaient plus que 24,8 % des Québécois en 1997. Tout un programme !

Le Conseil permanent de la jeunesse

12, rue Ste-Anne, 2ᵉ étage
Québec (Québec)
G1R 3X2
Tél. : (418) 644-9595
Sans frais : 1 800 363-1049

http://www.cpj.gouv.qc.ca/

Des jeunes si différents vis-à-vis de l'argent

« L'argent ? Travailler pour en gagner ? Ouais, mais notre premier job, c'est l'école. » Marc-André a 17 ans et il vient de provoquer l'assentiment de ses camarades. À quelques mètres de lui, Geneviève, 16 ans, affirme vouloir étudier en administration. Selon elle, l'argent « c'est important juste pour s'acheter des vêtements ». Son amie Andréa, 17 ans, future psychologue, ajoute très sérieusement : « Je ne veux pas stéréotyper les choses, mais avec leur argent les gars s'achètent des logiciels et les filles, des cosmétiques et des vêtements. L'argent, ça sert à ça ».

Pour la plupart des jeunes, l'argent est nécessaire, rien de plus. Sur un échantillon de 6 500 jeunes de 26 pays différents, une enquête de la maison d'Arcy, Masuis, Benton & Bowles montre que les questions financières arrivent en dixième position dans leurs soucis, loin derrière l'emploi ou la perte d'un être cher.

Nancy, 16 ans, donne des cours à de jeunes enfants pour obtenir de l'argent de poche. « C'est plus facile de dépenser cinq dollars donnés par les parents que les 6,80 qu'on va gagner dans une manufacture. » Nancy connaît la valeur de l'argent depuis son plus jeune âge. Ses parents sont des immigrés haïtiens. « J'ai toujours entendu parler d'argent à la maison. Mes parents ont travaillé fort pour venir ici. Mon père a payé des milliers de dollars pour obtenir sa licence de taxi. On a toujours beaucoup calculé. » Pour Andréa, en revanche, l'argent reste une notion assez abstraite. « Mes parents me récompensent chaque semaine si j'ai de bonnes notes à l'école. » C'est le fameux système de la carotte, dénoncé par de nombreux psychologues.

Christian, 14 ans et son frère Martin, 16 ans, sont allés travailler les deux étés derniers chez leur oncle propriétaire d'un restaurant et d'une agence de voyages à Miami, en Floride. Cette année, ils « sont tannés » de la Floride et n'y retourneront pas. Pour gagner son argent de poche, Christian rachète et récupère des vieux vélos qu'il revend ensuite à ses amis de Québec. Son frère se contente de vivre des économies accumulées les années précédentes. Mathieu, 17 ans, le passionné de physique, sera moniteur de camp en juillet-août à Portneuf. « C'est payé seulement 1 000 dollars pour l'été, mais c'est plus le fun que d'être dans un McDo où je pourrais ramasser 2 500 dollars. »

En 1996, selon Statistique Canada, 47 % des jeunes de 15 à 19 ans avaient un emploi. Ce chiffre s'élevait à 41 % au Québec. Si les adolescents apprennent ainsi la valeur de l'argent, un rapport du Conseil permanent de la jeunesse rappelle que leurs patrons, eux, l'ont oublié. 50 % des jeunes travailleurs ne touchent pas le salaire minimum.

L'ASSURANCE EMPLOI

Le gouvernement canadien, responsable de l'assurance chômage, a décidé de changer cette appellation jugée sans doute trop déprimante ou pas assez motivante. L'expression assurance chômage a donc été changée par assurance emploi. Il faut avoir cotisé pour y avoir droit, donc il faut avoir déjà travaillé et il y a un minimum d'heures de travail requis. Ce minimum est calculé en fonction du taux de chômage de la région où l'on se trouve. Ainsi, si le taux de chômage est de plus de 9 ou de 10 %, comme c'est le cas à Montréal, il vous faudra avoir travaillé 560 heures (le calcul est fait sur la base de 35 heures par semaine), soit environ 4 mois au cours des 52 dernières semaines. Plus le taux de chômage de la région est élevé, moins le nombre d'heures exigées est élevé. En général, vous toucherez 55 % de votre salaire pendant un temps déterminé par le nombre de semaines de cotisation et le taux de chômage de la région. Comptez deux semaines avant de recevoir la première prestation.

Développement des ressources humaines Canada

Sans frais : 1 800 808-6352

http://www.hrdc-drhc.gc.ca/ae-ei/assurance-emploi.shtml

LA CARTE D'ASSURANCE SOCIALE OU NAS (NUMÉRO D'ASSURÉ SOCIAL)

C'est LA carte d'identité au Canada et elle est indispensable pour trouver du travail. Un employeur vous la demandera systématiquement, vous en aurez besoin pour ouvrir un compte en banque, etc. Si vous êtes en famille, il faut faire une demande pour chaque membre de la famille de plus de 16 ans. Le numéro d'assurance sociale a été créé en 1964.

Ne donnez cependant pas votre numéro d'assurance sociale au premier agent ou préposé venu. Le NAS est un numéro qui doit rester confidentiel. Son utilisation frauduleuse par des personnes mal intentionnées pourrait vous causer de sérieux soucis.

Comptoir Développement des ressources humaines Canada

1001, boulevard de Maisonneuve Est, 2e étage
Montréal (Québec)
H2L 5A1
Tél. : (514) 522-4444

330, rue de la Gare-du-Palais
Québec (Québec)
G1K 9E4
Tél. : (418) 692-7150
365, rue Saint-Jean, bureau 114
Longueuil (Québec)
J4H 2X8
Tél. : (450) 677-9471
Site Web :

http://www.hrdc-drhc.gc.ca/ae-ei/nas-sin/10.0_f.shtml

L'AIDE DE DERNIER RECOURS

Le gouvernement l'appelle l'aide de dernier recours, monsieur Tout-le-monde l'appelle le BS, le Bien-être social. Sous tous ces vocables se cache en fait une forme ultime de détresse. Les bénéficiaires, comme on dit, de cette aide sont plutôt mal vus par nos concitoyens, qui les imaginent souvent en train de paresser devant le téléviseur tout en sirotant une bière. Attention cependant, l'aide sociale est vraiment l'aide de dernier recours. Si vous n'arrivez pas à trouver de travail et avez épuisé toutes vos économies, vous pouvez en faire la demande auprès d'un centre Emploi-Québec. Une personne seule touche environ 500 dollars par mois et la tendance n'est pas à la hausse des prestations.

À Montréal

Pour savoir où se trouvent le centre d'emploi et le centre Emploi-Québec le plus proche de votre domicile, appelez Communication-Québec au (514) 873-2111.

À Québec

Communication-Québec : (418) 643-1344

Ministère de l'Emploi et de la Solidarité sociale

425, rue Saint-Amable, 2ᵉ étage
Québec (Québec)
G1R 4Z1
Tél. : (418) 643-4721
Sans frais : 1 888 643-4721

http://mess.gouv.qc.ca/

LE RÉGIME DE RENTES DU QUÉBEC

Selon l'*Internationale des services publics*, les caisses de retraite professionnelles créées par les différents travailleurs de la planète avoisinent un montant de 7 000 milliards de dollars américains. Ce montant est si considérable qu'il constitue même la plus importante source de placement à l'échelle planétaire et fait trembler les chefs d'entreprises européens, qui voient d'un mauvais œil ces actionnaires retraités demander des comptes à leur entreprise.

Le Régime de rentes du Québec est, de son côté, un gigantesque système d'assurance qui permet aux travailleurs de percevoir un petit montant pour leur retraite. Selon ce système, les travailleurs, par leurs cotisations, paient les pensions des retraités jusqu'au jour où eux-mêmes deviendront retraités et seront payés par les cotisants du moment. Le système de la Régie des rentes du Québec est financé par les cotisations des travailleurs et des employeurs. Perçues par le ministère du Revenu du Québec et gérées par la Caisse de dépôt et de placement du Québec, les cotisations permettent non seulement de financer les retraites mais aussi les rentes d'invalidité et de décès.

Régie des rentes

1055, boulevard René-Lévesque Ouest, 4ᵉ étage
Montréal (Québec)
H2L 4T6
Tél. : (514) 873-2433 (renseignements)

Régie des rentes

Case postale 5200
Québec (Québec)
G1K 7S9
Tél. : (418) 643-5185 (renseignements)

Ailleurs au Québec : 1 800 463-5185

http://www.rrq.gouv.qc.ca/

Internationale des services publics :

http://www.world-psi.org/

COMPARATIF DES RÉGIMES DE RETRAITE DANS LE MONDE

Schématiquement, on pourrait diviser le monde des retraites en trois mondes : les cotisants, les pris-en-charge, les crève-la-faim.

Le premier monde, c'est le nôtre, l'Amérique du Nord. Lors de notre vie professionnelle, l'État prélève un petit montant régulièrement sur notre feuille de paie. Comme vous êtes prévoyants, vous cotisez par vous-même à un régime de retraite privée afin d'assurer vos vieux jours, car lorsque vous désirerez prendre votre retraite, votre nation bien aimée vous versera une aumône avec laquelle il vous sera bien difficile de subsister si vous n'avez pas mis de pécule de côté.

Le deuxième monde, c'est l'Europe et son système de retraites dites par répartition. L'État prélève un montant plus important sur les bulletins de paie des travailleurs. En échange, ces derniers ont droit au moment de leur retraite à une vie décente. Tous les pays européens n'ont pas adopté le système de la retraite par répartition. C'est le cas notamment de certains pays en voie de sous-développement social comme la Grande-Bretagne.

Le troisième monde (à l'exception du Japon, de l'Australie et de la Nouvelle Zélande) est celui des crève-la faim. Aucun système de retraite vraiment efficace n'a été mis en place et les citoyens des pays africains ou asiatiques comptent souvent sur l'aide de leurs enfants pour subvenir à leurs besoins, à condition que lesdits enfants puissent subvenir aux leurs!

À voir le nombre important de personnes âgées qui occupent encore un emploi au Canada à l'aube de leur soixante-dixième année, on pourrait croire que nous sommes particulièrement défavorisés dans le pays. Si l'on en croit les chiffres de l'OCDE, les Canadiens sont l'un des peuples des pays occidentalisés à prendre leur retraite le plus tôt. Si en 1970, les Canadiens prenaient leur retraite à 65 ans et les Canadiennes, à 63 ans, ces chiffres sont aujourd'hui respectivement de 62,3 et 58,8. En Islande, les hommes s'arrêtent de travailler à 69,5 ans, alors que ce chiffre est de 66,5 ans pour les Japonais, de 59,2 ans pour les Français et de 58,8 pour les Hollandais. Pourtant, si l'on considère le temps passé en activité, ce sont les Japonais et les Nord-Américains qui travaillent le plus tout au long de leur vie!

Comparatif des sécurités sociales de la planète:

http://www.hrdc-drhc.gc.ca/isp/internat/soc_sec_f.shtml

LES SERVICES POUR LES PERSONNES ÂGÉES

Il y a déjà longtemps, François de la Rochefoucauld disait: «Peu de gens savent être vieux.» C'est probablement pour cette raison que nos gouvernants ont créé des services pour nos aînés. Parmi ceux-ci, le Centre québécois de consultation pour l'abus envers les aînés aide les personnes âgées en difficulté. Nos anciens y trouveront une oreille attentive. Fort heureusement, les personnes âgées ne sont pas toutes en situation de difficulté. À tel point que certains s'inquiètent même du pouvoir politique que représentent désormais ces aînés dans notre société. N'a-t-on pas souvent parlé du péril gris, en évoquant les personnes du troisième âge dont le pouvoir d'achat, s'il ne s'accroît pas, devrait constituer un volume important avec le développement exponentiel des baby-boomers? Les aînés actifs se retrouveront à la FADOQ, la Fédération de l'âge d'or du Québec.

Centre québécois de consultation pour l'abus envers les aînés

CLSC René-Cassin
5800, boulevard Cavendish, bureau 500
Côte-Saint-Luc (Québec)
H4W 2T5
Tél. : (514) 489-2287

FADOQ-Région Île de Montréal

7378, rue Lajeunesse, bureau 215
Montréal (Québec)
H2R 2H8
Tél. : (514) 271-1411

http://www.fadoqmtl.org/

La DHEA, nouveau filtre de jouvence

Depuis la nuit des temps, les charlatans ont proposé des filtres de jouvence. Combien de nos ancêtres ont acquis de ces potions magiques qui devaient leur donner la vie éternelle ? Depuis quelques années, les progrès de la médecine nous rapprochent de ces mythiques filtres d'éternelle jeunesse. Le professeur Étienne-Émile Beaulieu, inventeur du RU 486, a mis au point la DHEA, la DéhydroEpiAndrostérone. La DHEA aurait des vertus antiâge. S'il n'est pas ici question d'une invention qui permet de retrouver la vigueur de ses 20 ans, la DHEA aide à mieux vieillir. La pilule agit sur la mémoire, la peau, les os, la libido des personnes âgées. Les premiers tests ont été menés sur 140 hommes et 140 femmes âgés de 60 à 79 ans dès 1998. Les premiers résultats des analyses sont plutôt encourageants en ce qui a trait à la peau et aux os.

Les tempes grises attaquent la Toile

Contrairement aux idées reçues, les aînés ne sont pas tous dans les salles de bingo. Lors de la dernière année, le nombre d'internautes de plus de 55 ans est passé de 6,6 millions à 9,1 millions aux États-Unis. Si au Québec l'adoption du réseau des réseaux par les aînés demeure plus lente, les résultats sont cependant surprenants. Dans notre Belle Province, selon les statistiques des Internautes Poivre&Sel , 40 % des hommes et 18,4 % des femmes de plus de 65 ans sont branchés à Internet. L'âge d'or québécois épouse les nouvelles technologies et se défoule dans les nombreux forums qui lui sont consacrés.

«Lorsque les internautes dépassent 65 ans, le nombre de femmes devient plus faible. En revanche, dans la tranche d'âge 46-55 ans, la femme domine», remarque Lucie Bernard, directrice générale de la Fondation du collège Bois-de-Boulogne, l'organisme responsable des Internautes Poivre & Sel (http://www.poivresel.qc.ca/). Depuis 1996, les Internautes Poivre&Sel tentent de sensibiliser les personnes du troisième âge au Web. Plus de 3 000 personnes ont été formées par l'organisme. La Fondation regroupe plus de 800 correspondants sur son site Web et multiplie les initiatives pour «brancher» l'âge d'or québécois. C'est ainsi que l'équipe des Poivre&Sel a créé un «cyberlab». Cette unité mobile se déplace dans les maisons de retraite pour initier leurs occupants à Internet. «Une personne âgée de 92 ans a ainsi participé au cours», note Lucie Bernard.

Briser la solitude

«Pour certains aînés, Internet est un moyen de briser la solitude et de rester en relation avec le monde et la famille, de communiquer avec les petits-enfants. Pour d'autres, les plus jeunes, c'est un moyen de se prendre en charge afin de vendre des services sur le Net», note la directrice générale de la Fondation. Le Web est donc un outil pour les aînés. Il leur permet de rester en relation avec le reste du monde et de voyager virtuellement. Pour Jean-Maurice Lamy, 69 ans, le Net est indispensable : «Quoique retraité, j'ai beaucoup d'activités, toutes facilitées par Internet. Je recrute par ce biais des conférenciers pour l'Alliance culturelle d'Ahuntsic. Je visite quotidiennement le site du R.I.A.Q., le Réseau d'information des aînés et aînées du Québec, (http://www.comm.uqam.ca/~riaq/) dont je coordonne l'information (volet français). Je participe continuellement au R.I.A.Q.-forum, dont je suis l'animateur-modérateur. J'aime bien également visiter le site d'El País digital». On retrouve parfois les aînés là où on les attend moins. Aux États-Unis, les sites Web musicaux ont attiré plus de 6,8 millions d'aînés de plus de 50 ans, si l'on en croit le cabinet Media Metrix. Les 15 % d'internautes aînés américains passent en moyenne 8,3 heures par semaine sur le Net, alors que les adultes ne passent que 7,7 heures et les adolescents, 5,5 heures par semaine. Au Québec, si la tranche d'âge 56-65 ans se connecte au Net en moyenne 8,5 heures par semaine, ce nombre chute à 6,8 heures par semaine pour les 65 ans et plus.

La généalogie est aussi un dérivatif fréquent chez les aînés qui savent utiliser les bases de données présentes sur la Toile pour assouvir leur passion. Enfin, «La manipulation d'images, de photographies de voyages est très populaire», constate madame Bernard. De plus, il existe des sites où les aînés viennent en aide aux plus jeunes. C'est le cas de Cyberpapy (http://www.cyberpapy.com/), qui propose un soutien scolaire aux étudiants. Les aînés aiment partager leurs impressions dans les groupes de discussion, que ce soit dans le forum de 55Net (http://www.55net.com/) ou bientôt dans le *Chat* des Internautes Poivre&Sel.

Une clientèle difficile

N'allez pas croire que les aînés se contentent d'être passifs lors des séances d'information à Internet. «C'est une clientèle difficile, qui n'aime pas être noyée sous une masse d'informations; les aînés posent de très nombreuses questions», déclare Lucie Bernard. Les cyberaînés québécois demeurent cependant réfractaires au commerce électronique. Aux États-Unis, une étude de l'A.A.R.P. (American Association of Retired Persons) révèle que les aînés ont plus peur que tous les autres groupes d'âge d'être les victimes de spam. Cela, allié à l'inquiétude concernant les renseignements personnels, ne les incite pas à acheter sur le réseau des réseaux.

Pourtant, au-delà de toutes ces considérations «internautiques», l'une des questions les plus inquiétantes est l'âge à partir duquel on est considéré comme un aîné. Dans l'une de ses études, le cabinet Media Metrix considérait déjà le groupe 45-64 dans ses calculs!

LE CONSEIL DES AÎNÉS

Le Conseil des aînés est né d'une loi votée le 22 décembre 1992. Composé de 19 membres nommés par le gouvernement, le Conseil essaie de promouvoir les droits des aînés au Québec et propose des recommandations au gouvernement dans les secteurs de la santé, du revenu ou encore du vieillissement. Le Conseil fait le lien entre la population et le gouvernement.

Conseil des aînés

20, rue Pierre-Olivier-Chauveau
3e étage, secteur Cook
Québec (Québec)
G1R 4J3
Tél.: (418) 691-2006
Sans frais: 1 877 657-AINES (1 877 657-2463)

http://www.conseil-des-aines.qc.ca/

LES SERVICES POUR LES PERSONNES HANDICAPÉES

L'Office des personnes handicapées du Québec a plusieurs missions. Parmi celles-ci, on retrouve celle de coordonner et de promouvoir les services pour les personnes handicapées, mais aussi de les soutenir pour mieux les intégrer au marché du travail ainsi qu'au milieu scolaire. L'Office met en place des programmes de formation et conseille les personnes handicapées.

Pour tout renseignement, vous devez vous adresser à :

L'Office des personnes handicapées du Québec

(Siège social)
309, rue Brock
Drummondville (Québec)
J2B 1C5
Tél. : (819) 475-8585
Sans frais : 1 800 567-1465

http://www.ophq.gouv.qc.ca/

À Québec :

979, avenue de Bourgogne, bureau 400
Sainte-Foy (Québec)
G1W 2L4
Tél. : (418) 643-1599
Sans frais : 1 888 643-1599

À Montréal :
600, rue Fullum, bureaux 5.06
Montréal (Québec)
H2K 3L6
Tél. : (514) 873-3905
Sans frais : 1 888 873-3905

Internet : coup de pouce aux aveugles

Selon l'association française Handicap Zéro, plus de 95 % des sites Web ne sont pas accessibles aux personnes non voyantes. Et ce n'est pas faute pour ces dernières d'essayer de s'adapter au réseau des réseaux. En effet, il y a déjà deux ans, plus de la moitié des aveugles étaient équipés d'un système de synthèse vocale et d'une plage braille. Au Canada, l'enjeu est de taille. Selon le Groupe de travail sur l'accès à l'information pour les Canadiennes et les Canadiens incapables de lire les imprimés, plus de trois millions de personnes souffrent d'une déficience perceptuelle.

C'était au début du 19e siècle. Un jeune homme de 20 ans, Louis Braille, inventait pour les non-voyants une méthode pour lire et écrire les mots, méthode qui allait porter son nom. Si le braille a été l'outil qui a relié le monde des aveugles à celui des voyants, Internet pourrait bien constituer une avancée majeure. Plusieurs sites Web offrent des services adaptés. Selon l'Union mondiale des aveugles (http://umc.once.es/), il y aurait «plus de 50 millions de personnes aveugles et malvoyantes» sur la planète, dont 80 % dans les pays du tiers-monde.

Le Canada à la traîne

«Le Canada est le seul membre de l'OCDE qui n'appuie pas financièrement la production de documents sur plusieurs supports de remplacement d'une façon suivie», déplorent les auteurs du rapport du Groupe de travail sur l'accès à l'information pour les Canadiennes et les Canadiens incapables de lire les imprimés. C'est ainsi que le Groupe de travail a constaté que les sites Web du gouvernement du Canada n'étaient pas disponibles en fichiers audio ou imprimés en gros caractères. Aux États-Unis, le Web Accessibility Initiative, WAI (http://www.w3.org/WAI/wai-fr-intro.htm) a mis en place une norme pour faciliter l'accès du Web aux non-voyants. Contrairement aux idées reçues, les difficultés d'accessibilité ne se limitent pas aux aveugles. Les personnes souffrant de troubles de perceptions, de problèmes neuro-moteurs sont aussi concernées.

En France, certaines associations comme Web Gones tentent de convaincre les pouvoirs publics de l'importance de rendre accessible aux aveugles plus de 7 000 centres d'accès à Internet. Web Gones (http://www.webgones.com/) est un modèle. Le site est accessible en français, en anglais, en allemand, en espagnol, et dispose aussi d'une version pour les aveugles. Un logiciel permet en effet de traduire vocalement et en braille tout ce qui s'affiche à l'écran.

Des outils adaptés

Les aveugles ont à leur disposition deux types d'outils adaptés : le braille et le vocal. C'est le cas notamment des navigateurs PW Webspeak et Braille-net. Ces derniers interprètent le langage html dans une version plus facile à lire en braille. Côté logiciels, les possibilités sont très larges avec les logiciels à commande vocale. Les éditeurs vocaux font la lecture du texte affiché à l'écran. C'est ensuite un synthétiseur vocal qui, grâce à une voix de synthèse, retranscrira les informations lues par l'éditeur vocal. Les initiatives se multiplient. Au début de cette année, une compagnie israélienne, Virtouch (http://www.virtouch.co.il/), a mis au point une souris tactile pour les aveugles. Grâce à des capteurs, la souris est en mesure de lire des textes, de reconnaître des graphiques…

Des sites pour rester ouverts au monde

Afin de faciliter les recherches que les aveugles effectuent sur le Web, l'association Cast a conçu Bobby, un petit moteur de recherche (http://www.cast.org/bobby/). Ce dernier vérifie l'accessibilité des sites Web. Parmi les meilleurs sites, BrailleNet se taille une place de choix. Le site se définit comme «une porte sur le Web pour les personnes handicapées visuelles. BrailleNet a été mis en place pour encourager l'utilisation d'Internet comme support pour l'éducation scolaire, universitaire et la formation professionnelle des personnes handicapées visuelles». BrailleNet met en ligne une bibliothèque virtuelle ainsi que de nombreuses ressources sur l'éducation, la formation, les nouvelles technologies. De son côté, Voirplus.net (http://www.voirplus.net/) est un portail destiné aux personnes handicapées visuelles fondé par l'association BrailleNet, l'INSERM, l'Institut national de la santé et de la recherche médicale français ainsi que l'Université de Paris 6. Des experts répondent aux questions des internautes. Voirplus.net permet d'accéder à une vaste collection de romans de Baudelaire à Zola. Le typhlophile (l'ami des aveugles en Grec) est un site québécois tout spécialement dédié aux personnes aveugles (http://typhlophile.com/). C'est au Québec que les non-voyants sont le mieux informés grâce au site Web de l'Institut Nazareth et Louis Braille (http://www.inlb.qc.ca/). L'Institut, situé à Longueuil, a évalué l'accessibilité de nombreux sites et réalisé un site à découvrir sans modération.

LES ORGANISMES D'AIDE AUX DROGUÉS ET AUX ALCOOLIQUES

«L'alcool change un homme. Mais son effet est éphémère comme celui de la volupté», disait Roger Lemelin dans *Les Plouffe*. Il faut tout de même une heure pour éliminer une bière ou un verre de vin. Parmi les conducteurs mortellement blessés en 1996, 42 % présentaient une alcoolémie, et 35 %, un taux supérieur à la limite légale de 0,08 %.

On estime que la consommation d'alcool a causé 6 503 décès (4 681 hommes et 1 823 femmes) en 1995 et 80 946 hospitalisations, soit 51 765 chez les hommes et 29 181 chez les femmes, en 1995-1996. Outre les suicides, la majeure partie des décès était attribuable à des accidents routiers et à des cirrhoses alcooliques, et la plupart des hospitalisations, à des chutes accidentelles ou encore à des problèmes d'alcoolisme. Si l'alcool revient dans toutes les «mauvaises» statistiques, c'est qu'elle est une affaire qui roule. Le secteur des boissons alcoolisées a enregistré plus de 11,38 milliards de dollars de ventes en 1996-1997, a fourni de l'emploi à plus de 14 000 personnes, a généré des recettes provinciales de 3,34 milliards de dollars ainsi que d'énormes recettes fédérales. Le Canadien moyen a dépensé 496 dollars en boissons alcoolisées, dont 268 dollars pour la bière, 98 pour le vin et 130 pour les spiritueux. Malgré ces chiffres alarmants, l'alcool n'est pas le seul facteur à noircir le tableau. La drogue est également un fléau.

Plus du quart des Canadiens (27 %) croient que la possession de petites quantités de cannabis devrait être légale; 42 % estiment que la possession devrait être illégale mais ne pas faire l'objet d'une peine ou d'une amende seulement à la première infraction; et seulement 17 % favorisent la politique actuelle, qui prévoit une peine de prison potentielle dès la première infraction. Les 14 % restants sont sans opinion.

En 1994, les drogues les plus consommées au Canada étaient le cannabis (23,1 %), le LSD, le «speed» ou l'héroïne (5,9 %) et la cocaïne (3,8 %).

Pour faire face à ces fléaux, le gouvernement a créé un Comité permanent de lutte à la toxicomanie. L'organisme se définit comme ayant «pour rôle d'analyser la situation générale qui existe au Québec dans le domaine de la toxicomanie, de dégager l'évolution des déterminants et des méfaits, les nouveaux problèmes et les interventions que ceux-ci appellent». Pourtant, le principal responsable de ces fléaux est le gouvernement lui-même. La SAQ, Société des Alcools du Québec, propriété du gouvernement du Québec, est présente partout dans la Province. La société voit son chiffre d'affaires augmenter de façon conséquente chaque année. Bref, le gouvernement réprime d'une main les Québécois et tend l'autre main pour récupérer leurs dollars.

Drogue : aide et référence

À Montréal : (514) 527-2626
Ailleurs au Québec : 1 800 265-2626

Alcooliques anonymes

À Montréal : (514) 376-9230
À Québec : (418) 529-0015

Centre canadien de lutte contre l'alcoolisme et les toxicomanies

75, rue Albert, pièce 300
Ottawa (Ontario)
K1P 5E7
Tél. : (613) 235-4048

http://www.ccsa.ca/cclat.htm

Vers un vaccin antidrogue ?

Tous les espoirs sont permis. Le Scripps Research Institute de La Jolla en Californie a annoncé en 2001 la mise au point d'un vaccin contre la cocaïne. Les premiers essais chez l'homme devraient débuter dès 2002. Il reste à savoir si un vaccin antidrogue ne gênera pas beaucoup de monde...

Les otages du Web

Ils sont jeunes, plutôt scolarisés et aisés financièrement. Eux ? Ce sont les cyberdépendants, des Québécois comme vous et moi qui ne peuvent plus se passer de leur ordinateur et d'Internet. Selon Jean-Pierre Rochon, un psychologue spécialisé dans l'étude et le traitement des dépendances au réseau des réseaux, près de 6 % de nos concitoyens souffriraient de ce phénomène. Pour les plus accros, le Web est même devenu un bagne ou le boulet est la souris et la cellule, le monde virtuel. La famille et les amis sont relégués au second plan.

C'était le 2 mars 1999. Le quotidien italien *La Repubblica* rapportait l'un des cas de cyberdépendance les plus troublants et les plus cocasses de ces dernières années. «Un Italien vient d'être hospitalisé après avoir navigué pendant trois jours sans interruption sur Internet. Le malheureux souffrait de « confusion mentale, hallucinations et délires ». Des patients de ce type, Jean-Pierre Rochon, psychologue spécialisé dans les cyberdépendances, en reçoit tous les jours. "Il y a des gens qui s'envoient des courriers électroniques à eux-mêmes." Cela fait déjà cinq ans que le psychologue traite des internautes prisonniers du virtuel. «En 1995, j'ai découvert sur les *chatline* que les mêmes gens étaient là jour et nuit. Je suis entré en contact avec eux pour étudier ce phénomène.» Le cyberjunkie néglige sa vie réelle et les relations interpersonnelles pour consacrer tout son temps à l'écran de son ordinateur. Le plus souvent, l'obsédé du Web est un homme âgé de 25 à 35 ans, scolarisé, financièrement à l'abri du besoin. Il est accroché à l'expérience que lui fait vivre son ordinateur. Pour le cyberdépendant, Internet agit tel un champignon hallucinogène, lui faisant perdre la notion de temps vécu et d'espace. «Ce sont souvent des individus déprimés lorsqu'ils ne peuvent pas se connecter à Internet. Il existe trois catégories de cyberdépendants : les affectifs, les sexuels et les ludiques», explique monsieur Rochon. Dans le premier cas, «certaines personnes envoient 30 à 40 courriels par jour à leur amoureux». Du côté de la cyberdépendance sexuelle, on compte neuf hommes pour une femme. Le «Netaholique» ludique va, lui, acheter logiciel de jeu sur logiciel de jeu. Récemment, le praticien a découvert une autre forme de cyberdépendance : la bourse en ligne ou «le *day trading*, dont les caractéristiques sont les mêmes que le jeu».

Le bagnard du Web est le plus souvent une personne qui a du mal à communiquer avec les autres dans la vie de tous les jours. Mais c'est aussi un père qui passera la soirée à surfer sans avoir de contact avec ses enfants.

Pourtant, la cyberdépendance ne fait pas l'unanimité chez les thérapeutes. À l'Ordre des psychologues du Québec, on déclare que l'expertise est nouvelle et se limite pour l'instant à trois praticiens. Selon Jean Garneau, psychologue spécialisé dans les dépendances, «la cyberdépendance a été inventée par extrapolation avec l'alcoolisme et n'a pas de réalité clinique. On parle par exemple de lecteur mais pas de lecteur dépendant». M. Garneau va plus loin. Internet peut être une passion passagère et tout à fait normale. Les personnes handicapées élargissent leur réseau social. «Il existe effectivement des gens qui utilisent Internet de façon compulsive, mais ce phénomène n'a pas fait l'objet de réelle recherche. On a transposé la recette du traitement d'une dépendance, l'alcoolisme, à un autre domaine, celui d'Internet. Le chiffre de 6 % d'internautes dépendants a été colporté sans aucune vérification scientifique», ajoute le praticien.

Pour Jean-Pierre Rochon, la cyberdépendance n'a rien de virtuel. «Lors d'un prochain séminaire de traitement, des gens viendront à Montréal me voir de Sept-Îles ou de Baie-Comeau et plus de mille personnes visitent mon site chaque mois.» Aux États-Unis, les cybertoxicomanes sont devenus un marché lucratif. La grande prêtresse spécialisée dans le traitement des otages du Web, la psychologue Kimberly Young, offre des séances aux accros de la toile contre des billets verts non virtuels. Le tarif est de 180 dollars les 50 minutes à son bureau, 130 dollars par téléphone et miracle de la technologie, 37,5 dollars par courriel !

L'INDEMNISATION DES VICTIMES D'ACTES CRIMINELS

Il existe au Québec une loi sur l'aide aux victimes d'actes criminels. Cette loi garantit le droit des victimes d'être indemnisées, informées, aidées et traitées avec courtoisie. Si vous avez subi un préjudice, vous pouvez en outre demander à être indemnisé en vertu de la Loi sur l'indemnisation des victimes d'actes criminels. Votre demande d'indemnisation doit être présentée à la Direction de l'indemnisation des victimes d'actes criminels dans l'année où vous avez subi un acte criminel. Attention cependant ! Cette demande ne peut être effectuée que dans le cas où vous avez été victime de blessures ou d'un choc nerveux. Vous ne serez pas indemnisé dans le cas d'un cambriolage, de fraude ou de vandalisme...

Enfin, il existe des Centres d'aide aux victimes d'actes criminels. Les personnes qui y travaillent vous apporteront un soutien et vous guideront dans toutes les démarches à effectuer à la suite de votre agression. Il existe également des Centres d'aide et de lutte contre les agressions à caractère sexuel et des maisons d'aide et d'hébergement pour les femmes victimes de violence conjugale.

Direction de l'indemnisation des victimes d'actes criminels

1199, rue de Bleury, 9ᵉ étage
Case postale 6056, succursale A
Montréal (Québec)
H3C 4E1
Tél. : (514) 873-6019
Ailleurs au Québec : 1 800 561-IVAC (4822)

Centres d'aide aux victimes d'actes criminels

À Montréal : (514) 277-9860
À Québec : (418) 648-2190

LES CENTRES DE DOCUMENTATION SPÉCIALISÉS

Qu'on les appelle des centres de documentation, des bibliothèques médicales, des instituts de documentation, des services spécialisés ou encore des informathèques, le résultat est le même. Au Québec, on ne compte plus le nombre de ces centres spécialisés dont la mission est de concentrer le plus de ressources possibles sur un sujet particulier (le cancer, le SIDA, etc.) ou sur le domaine de la santé en général. Ces données sont soit réservées aux professionnels de la santé, soit accessibles au grand public.

Le fonds de ces bibliothèques est généralement composé de monographies, de périodiques (revues et journaux), de mémoires et de thèses, de rapports de groupes de recherche, de comptes rendus de conférences ou de colloques. Mais ce n'est pas tout, puisque ces centres sont l'endroit idéal pour consulter des banques de données (exemple: Medline).

Les centres de documentation sont aussi là pour vous dépanner. Prenons par exemple le cas du PEB, le prêt entre bibliothèques. Si un institut ne dispose pas de l'ouvrage (ou de la revue) que vous souhaitez consulter, votre centre le demandera à un autre centre de documentation qui, lui, en a fait l'acquisition, moyennant des frais de participation minimes.

Si vous êtes perdu, faites appel au service de référence de votre établissement. Un personnel qualifié vous accompagne alors dans votre recherche et vous aide à dénicher le document ou l'information qu'il vous faut.

Où trouver un centre de documentation ou une bibliothèque spécialisée? Les associations, fédérations, fondations et ordres professionnels, les organismes gouvernementaux, les compagnies pharmaceutiques, les régies régionales de la santé et des services sociaux, les établissements de santé tels que les centres hospitaliers et les centres de santé, les instituts de recherche ainsi que les CLSC disposent généralement d'un tel service.

L'ASTED, l'Association pour l'avancement des sciences et des techniques de la documentation, a mis en ligne les adresses de l'ensemble des centres de documentation À partir de cette adresse: www.asted.org/sante/index_type.html, cliquez sur «Biblio-S@anté» et vous accéderez au réseau québécois, qui regroupe l'ensemble des ressources documentaires du réseau de la santé et des services sociaux du Québec. Cliquez simplement sur «Centres de documentation» et faites votre choix parmi les quatre présentations possibles: liste alphabétique, liste par régions, liste par types d'organismes ou centres ouverts au public. Vous prendrez conscience que vous venez de tomber sur une véritable mine d'or. Les adresses des sites Web sont indiquées lorsque les établissements sont présents sur la Toile, mais ce n'est pas toujours le cas. Mais ne vous inquiétez pas, vous pouvez toujours téléphoner ou vous déplacer. Toutes les coordonnées sont indiquées. Mais si vous souhaitez impérativement des centres présents sur le réseau des réseaux, cliquez sur le lien «Ressources sur le Web». Alors, à vos souris!

Troisième partie

Les sites Web

«On connaît le mot de Karl Marx : « Donnez-moi le moulin à vent, je vous donnerai le Moyen Âge. » Nous pourrions ajouter, en le paraphrasant : « Donnez-moi la machine à vapeur, je vous donnerai l'ère industrielle. » Ou, en l'appliquant aux dernières années du 20e siècle : « Donnez-moi l'ordinateur, je vous donnerai la mondialisation », écrivait en janvier 2001 le directeur de la rédaction du *Monde Diplomatique*, Ignacio Ramonet. Ce constat s'applique au bébé des ordinateurs, Internet. Celui-ci a mondialisé tous les domaines, dont celui de la santé. Qu'on le veuille ou non. C'est souvent par ignorance que les détracteurs d'Internet voient un danger dans ce dernier. Nous vous montrerons au contraire que bien maîtrisé le réseau des réseaux sera l'artisan de votre bonne santé.

Internet et la médecine

Entrevue avec le docteur André Jacques, directeur à la Direction de l'amélioration de l'exercice au Collège des médecins du Québec – le 28 juin 2001

Q : Peut-on se fier à l'information médicale qui circule sur le Web ?

On trouve de tout sur le Net. Les recommandations que l'on peut faire sont de s'assurer que les sites consultés ont au moins une base scientifique. La seule façon de savoir si cette base est solide est de faire affaire avec des organisations reconnues. Si vous allez sur des sites d'associations médicales professionnelles ou des fédérations médicales ou les différentes associations médicales reconnues, ces organismes contrôlent le contenu de leur site. Ils ne publieront pas sur leur site des informations erronées puisque leur code de déontologie les empêche de fournir de faux renseignements. Les patients doivent donc toujours savoir qui est «derrière» un site. Par exemple, les sites des universités canadiennes ou francophones au Québec sont des sites fiables, parce qu'ils sont chapeautés par des médecins qui s'assurent que la qualité de l'information est correcte sur ces sites. Sur d'autres types de sites, il faut être prudent. Il existe certains sites de l'industrie (pharmaceutique, ndlr) qui font la promotion de leurs médicaments. Ce que ces sites disent sur lesdits médicaments est probablement juste. En revanche, monsieur ou madame Tout-le-monde, en se rendant sur ces sites, peut prendre cette information-là et l'utiliser de façon erronée. Par exemple, un site me conseille tel médicament pour la migraine ; ce médicament est probablement très bien pour la migraine. Mais qu'est ce qui vous dit que je fais de la migraine ? J'ai fait mon autodiagnostic. Il faut plutôt arriver avec sa documentation, des extraits d'Internet chez le médecin et faire valider l'information avec ce dernier. Les diagnostics différentiels sont même dans les mains de médecins experts des choses qui ne sont pas simples à manipuler. L'information grand public dans Internet doit être validée auprès de scientifiques reconnus.

Q : Les sites des associations ne sont pas toujours très conviviaux et l'on n'y retrouve souvent guère que le bottin des membres. Qu'en pensez-vous ?

Le site du Collège des médecins a de l'information grand public et des lignes directrices pour les médecins. C'est le cas par exemple du cancer de la prostate. Il existe également des sites de journaux médicaux qui ont parfois des sections d'information grand public.

Lorsque ces journaux sont des journaux scientifiques reconnus, que les comités de lecture sont constitués de médecins, on peut s'y fier. La source de nos informations scientifiques provient souvent des journaux médicaux : *Patient care…* Nous avons dans le monde médical un souci d'offrir de l'information juste et nuancée. Ce qui n'est pas le cas sur les sites Web moins scientifiques où l'on fait la promotion de tel médicament ou de telle technique…

Q : Que peut-on espérer d'Internet dans le futur ? Est-ce que ce sera une aide pour la médecine ?

Internet peut déjà aider la médecine, ne serait-ce que dans la communication entre les différents acteurs du réseau de la santé, par exemple entre les hôpitaux et les médecins. Il faut évidemment que les données soient sécurisées, encryptées. Si je reçois plus rapidement les résultats d'examens de laboratoires que j'ai demandés à mes malades par Internet, je gagne beaucoup de temps. C'est la même chose pour la radiologie et l'imagerie médicale. De nombreux établissements de santé sont déjà reliés par le RTSF, le réseau de communication interétablissement. Cela va faciliter le transfert entre les hôpitaux et les médecins ou entre les médecins eux-mêmes. Peut-être pourra-t-on communiquer ces résultats aux patients ? Internet permet l'accessibilité à de l'information scientifique. Lorsqu'un patient sera dans mon bureau, je pourrai, si j'ai accès rapidement à Internet, avoir de l'information plus à jour que celle que j'ai mise dans un livre. Le Web est un outil important également pour tout le volet de la formation continue. Nous pouvons notamment consulter les publications extraites des congrès auxquelles nous n'avons pas pu nous rendre.

Q : Y aura-t-il un moment où le médecin sera dans son cabinet et effectuera tous ses diagnostics à distance ?

Nous ne pourrons pas faire de diagnostic à distance. Il y a une nuance. Les radiologistes peuvent faire un diagnostic à distance. Ils le font déjà. Que le radiologiste interprète la radio chez lui, à l'hôpital ou dans son bureau est peu important à condition que les paramètres scientifiques soient respectés. Par contre, le clinicien qui doit faire un diagnostic clinique a besoin d'être en contact avec le malade. C'est aussi vrai pour la psychiatrie, qui a besoin du non-verbal, des changements de couleur du malade quand on aborde certains sujets plus délicats. Nous acceptons la télémédecine dans certaines situations, mais au départ cela prend une évaluation face à face. On peut imaginer un suivi du patient à distance, mais pas pour un premier contact.

LES FÉDÉRATIONS DE MÉDECINS

Association des conseils des médecins, dentistes et pharmaciens du Québec

Les médecins, les dentistes et les pharmaciens du Québec se sont regroupés au sein d'une association. Cette dernière fournit aux professionnels de la santé des indications sur les nouvelles lois et règlements mis en place. Le site est une excellente ressource afin de connaître le calendrier des activités, les dates des conférences et les publications.

http://www.acmdp.qc.ca/

Association des médecins de langue française du Canada

Cette active association est centenaire. N'hésitez pas à parcourir le site pour la découvrir. Et enrichissez vos connaissances grâce au club de lecture.

http://www.amlfc.com/

Association des médecins d'urgence du Québec

Il y aurait beaucoup de choses à dire sur la médecine d'urgence. Afin d'en savoir plus sur ce sujet, vous pouvez déjà consulter le site de cette association. Le lien Littérature vous amène vers des articles (en format pdf) classés par thème.

http://www.urgenet.qc.ca/

Fédération des médecins omnipraticiens du Québec

Une très bonne source de renseignements pour les médecins omnipraticiens du Québec. Consultez également les nombreuses références d'ouvrages.

http://www.fmoq.org/

Fédération des médecins résidents du Québec

Les médecins ont droit à des congés (maternité, sans solde, etc.), gagnent leur vie en fonction d'échelles salariales, doivent se tenir au courant des changements qui interviennent dans leur profession. C'est ce genre d'indications que vous trouverez sur le site de la fédération.

http://www.fmrq.qc.ca/

Fédération des médecins spécialistes du Québec

La fédération présente la liste et les coordonnées des spécialités reconnues au Québec ainsi que des publications, dont la revue *Le Spécialiste*.

http://www.fmsq.org/

Programme d'aide aux médecins du Québec

C'est le Dr André Lapierre qui a fondé il y a une dizaine d'années ce programme d'aide aux médecins. Ceux-ci peuvent être épaulés lorsqu'ils rencontrent des problèmes. Et oui, même les médecins peuvent avoir des soucis de santé !

http://www.pamq.org/

Synapses

Synapses regroupe cinq fédérations et associations de médecins, dont le collège des médecins du Québec.

http://www.sante.qc.ca/synapses/

Toile du Québec

À partir de cette adresse, cliquez sur Associations professionnelles. Vous verrez alors apparaître la liste complète de toutes les associations de médecins classées par spécialités, par exemple l'acupuncture, l'orthopédie, chiropraticiens, gastro-entérologues, etc.

http://www.toile.qc.ca/quebec/Sciences_et_sante/Sante/

L'ASSURANCE MALADIE

Agence centrale des organismes de sécurité sociale (ACOSS)

Pour mieux comprendre le fonctionnement de la sécurité sociale française.

http://www.acoss.fr/

L'Annuaire Sécu

Le portail des agents de la sécurité sociale en France : une mine d'or.

http://mapage.noos.fr/miccran/

L'Assurance Maladie

Pour mieux comprendre le fonctionnement de l'assurance maladie en France.

http://www.cnamts.fr/

La Sécurité Sociale dans le monde

Les trois adresses de sites (respectivement canadien, américain et suisse) qui suivent répertorient les pays présentant leur système de santé sur un site Web. Et en prime, quelques organisations internationales.

http://www.hrdc-drhc.gc.ca/isp/internat/soc_sec_f.shtml

Ou

http://www.ssa.gov/international/links.html

Ou encore

http://www.avs-ai.ch/Home-F/Generalites/liens/liens.html

La sécurité sociale et la santé publique en Belgique

Consultez la rubrique des liens. Celle-ci vous mènera vers toutes les institutions publiques du domaine de la sécurité sociale et de la santé publique en Belgique et dans le monde entier. Un site très complet.

http://www.socialsecurity.fgov.be/carnet-fr.htm

LES CENTRES HOSPITALIERS

Centre Hospitalier Universitaire de Rouen

Le site du Centre Hospitalier Universitaire de Rouen est une véritable caverne d'Ali Baba et une bonne référence. À consommer sans modération.

http://www.chu-rouen.fr/

CyberHosto

CyberHosto est un site Web pour les enfants hospitalisés. Outre leur traitement médical, l'association accompagne les enfants dans leur processus de guérison à l'aide de l'outil informatique et d'Internet.

http://www.cyberhosto.org/

Hôpital Sainte-Justine

Le site de l'hôpital pour enfants de Montréal est une mine de renseignements sur la santé pour les enfants et… leurs parents.

http://www.hsj.qc.ca/

Hôpital sans frontières

Découvrez cette organisation humanitaire dont le but est de réhabiliter et d'équiper les centres de soins les plus démunis dans le monde.

http://www.hsf.be/

Hôpital universitaire Broussais

Si vous souhaitez faire une visite guidée de l'hôpital européen Georges-Pompidou ou de l'hôpital Broussais à Paris, c'est sur ce site que vous devez vous rendre.

http://www.hbroussais.fr/

Service de santé de l'Université de Montréal

Ce service de santé regroupe un ensemble de services médicaux et d'activités de santé préventive : clinique médicale, soins infirmiers, physiothérapie, radiologie, laboratoire, nutrition et prévention MTS-SIDA.

http://www.sante.umontreal.ca/

LES INFIRMIÈRES ET INFIRMIERS

L'infirmière virtuelle

L'infirmière virtuelle publie, entre autres, un petit guide des soins à la maison et de nombreux renseignements sur les hospitalisations de courte durée.

http://www.infirmiere.net/

Infirmiers.com

Un site créé spécialement pour les infirmiers et infirmières : les infirmiers militaires, de la fonction publique et du domaine scolaire, les puéricultrices, mais aussi les infirmiers installés en profession libérale, les infirmiers du travail, les infirmiers dans l'humanitaire, etc.

http://www.infirmiers.com/

InfiWeb

Le site des soins infirmiers francophones. Quatre grands thèmes parsèment la page d'accueil : communication, reconnaissance, soins infirmiers et formation.

http://www.infiweb.org/

Ordre des infirmières et infirmiers du Québec

Tout le monde infirmier est rassemblé sur ce site : emploi, actualité, publications, événements, etc. Retrouvez aussi les liens vers les 12 ordres régionaux et n'oubliez pas de consulter les sites d'intérêt et de référence.

http://www.oiiq.org/

De l'information médicale au Net

« Il n'y a rien de si nuisible à la santé que la mort », plaisantait déjà il y a trois siècles l'inégalable Cyrano de Bergerac. L'homme avait du nez. Il faut dire qu'il vivait à une époque où être atteint d'une maladie était souvent synonyme de croque-mort. Depuis le 17e siècle, malgré plusieurs domaines encore obscurs, les médecins ont fait de réels progrès. En outre, depuis quelques années, Internet assiste à la fois les thérapeutes et les patients. Seulement aux États-Unis, plus de 100 millions de personnes sont en quête d'information médicale chaque mois, si l'on en croit des chiffres publiés par le cabinet Harris Interactive. Votre oncle Gaston qui se procure son Viagra par Internet ne risque-t-il pas un jour d'acheter une petite pilule bleue périmée? En effet, jusqu'à quel point peut-on se fier à l'information médicale qui circule dans Internet?

Devenir praticien de la santé sans passer de nombreuses années à suivre des cours à l'université, est-ce possible? Au Québec, la réponse est sans conteste oui. Le collège des médecines douces du Québec (http://www.cmdq.com/) décerne le titre aux internautes qui voudront bien suivre des cours d'homéopathie ou de naturopathie. L'intention est louable. Le malheur est qu'avec Internet, la limite entre les sites honnêtes et ceux de charlatans est bien mince.

Sectes et cybercharlatans

«On trouve de tout sur le Net. Nous recommandons de s'assurer que les sites consultés ont une base scientifique et la seule façon de le savoir est de faire affaire avec des organisations reconnues: fédérations professionnelles, associations médicales reconnues, universités canadiennes… Il faut toujours savoir qui est responsable d'un site», conseille le Dr André Jacques, directeur à la Direction de l'amélioration de l'exercice au Collège des médecins du Québec. Vous vous souvenez de Diafoirus, le médecin de Molière? «Une bonne saignée et tout rentrera dans l'ordre», disait Diafoirus. Le site lepharmacien.com n'hésite pas à vendre une large palette de produits pour la beauté, la digestion, le sommeil, la virilité… Et si d'aventure vous aviez encore un doute sur les compétences du Pharmacien.com, sachez que celui-ci est diplômé en «aromathérapie et en phytothérapie»! S'il ne s'agit surtout pas de faire le procès des médecines douces, dont les bienfaits sont au moins aussi incontestables que les pilules chimiques que nous avalons régulièrement, force est de constater que les cybercharlatans pullulent en la matière. D'autant plus que les sectes ont investi les médecines douces. Si un site vous parle d'instinctothérapie, passez votre chemin. Si vous êtes saisi du moindre doute sur un site de médecine douce, n'hésitez pas à consulter Info-Sectes (http://www.info-sectes.org/). Nos cousins français ont en effet répertorié de nombreuses sectes sur leur site, ce que nous n'osons pas toujours faire par peur du politiquement correct et des procès. Autre problème, les normes et les appellations médicales diffèrent d'un pays et d'un continent à l'autre. Certaines spécialités reconnues au Québec ne le sont pas en Europe et vice versa. Pour ne pas avoir de mauvaises surprises, optez pour le conservatisme en matière de médecines douces. Si vous êtes perclus de douleurs, de rhumatismes et d'autres lumbagos, sachez que le réseau des réseaux peut cependant vous venir en aide. L'association européenne d'acupuncture (http://www.aea-org.com/) fournit de longues explications sur l'utilisation millénaire des petites aiguilles par les Chinois.

La santé sur le Web apporte aussi son lot de légendes urbaines. Selon Stephen Barrett, médecin et responsable du site Quackwatch, le Net véhicule régulièrement par courriel des rumeurs telles que: «Les antisudorifiques sont une cause du cancer du sein» ou encore «Les écrans solaires à l'épreuve de l'eau causent la cécité chez les enfants».

Valider l'information avec le médecin

Si les chiffres sur le nombre de sites médicaux sont très variables, de nombreuses enquêtes évaluaient ces derniers à plusieurs dizaines de milliers au début de 2001. Parmi ceux-ci, les sites généralistes dans le domaine de la santé sont légion. Devant une telle profusion de nouvelles, le plus difficile est donc de faire un tri, de séparer le bon grain de l'ivraie. Les sites institutionnels, gouvernementaux, les ordres professionnels sont les plus sûrs. Viennent ensuite des sites qui ont gagné peu à peu leurs lettres de noblesse et sont utilisés par la profession médicale. Le site du Réseau canadien de la santé (http://www.canadian-health-network.ca/) fixe des règles éthiques et valide plusieurs sites. GlobalMedic (http://www.globalmedic.com/) est un classique de l'information médicale au Canada. Le Site Santé (http://www.lesite-sante.com/) traite de plus d'une centaine de maladies. Les articles sont rédigés par des professionnels de la santé. Vous aurez notamment le loisir de poser des questions sur une affection qui vous tient particulièrement à cœur.

LES DENTISTES

Association dentaire canadienne

Cette association joue le rôle de porte-parole national de la dentisterie. Retrouvez sur le site de très bons conseils et consultez le Journal de l'association.

http://www.cda-adc.ca/

Association dentaire française

Vous recherchez des chiffres, des informations, des fiches pratiques ? Le site de l'Association dentaire française communique toutes ces données.

http://www.adf.asso.fr/

Association des conseils des médecins, dentistes et pharmaciens du Québec

Voir la rubrique : Les fédérations de médecins

http://www.acmdp.qc.ca/

Association des denturologistes du Québec

Comment choisir votre denturologiste ? Quand changer vos prothèses dentaires ? Ce site répond à toutes ces questions et à d'autres encore.

http://www.adq-qc.com/

Bibliodent

Créée en 1987, Bibliodent est une banque de données bibliographiques francophone en odonto-stomatologie. Pour effectuer votre recherche, servez-vous du thésaurus ou encore du formulaire de sélection des critères.

http://bibliodent.univ-lille2.fr/bibdent/

Dents.net – Le Cyberéseau dentaire du Québec

Une charmante voix vous accueille et vous guide lors de la visite de ce site.

http://www.dents.net/

Faculté de médecine dentaire

Avant 1425, c'étaient les barbiers qui se chargeaient de pratiquer l'art dentaire! C'est ce que l'on apprend sur le site de la Faculté de médecine dentaire de l'Université de Montréal. Mais ce n'est pas tout. Ce site contient bien d'autres éléments qui s'adressent aussi bien aux dentistes qu'aux étudiants ou aux patients.

http://www.medent.umontreal.ca/

Fédération des dentistes spécialistes du Québec

Selon leurs spécialités, ces dentistes spécialistes vous prouvent qu'il est possible de faire des miracles. Ils exposent les problèmes rencontrés et soumettent des solutions, photos à l'appui.

http://fdsq.qc.ca/

Ordre des dentistes du Québec

Après lecture de ce site, la profession de dentiste n'aura plus de secret pour vous.

http://www.odq.qc.ca/

Ordre des denturologistes du Québec

Consultez la rubrique Questions/Réponses, lisez les chroniques ou formulez vos commentaires sur le site de l'Ordre.

http://www.odq.com/

Ordre des hygiénistes dentaires du Québec

Savez-vous qu'il faut changer sa brosse à dent tous les trois mois? Vous n'étiez pas au courant? Alors nous vous conseillons de consulter ce site sans tarder.

http://www.ohdq.com/

Site dentaire belge

Ce site regroupe des adresses électroniques dans le domaine de la dentisterie, des cas pratiques accompagnés de photos, des références de livres et de journaux spécialisés. Vous pouvez même poser vos questions au dentiste par le biais du forum.

http://www.belgiandentalsite.com/

Société suisse d'odonto-stomatologie

Vous souhaitez savoir quelles formations suivent les médecins dentistes, les assistants dentaires, les hygiénistes dentaires en Suisse? Ou vous aimeriez obtenir des statistiques sur ces professionnels? Une seule adresse: celle de la société suisse d'odonto-stomatologie.

http://www.sso.ch/

WebDent

Toutes les données concernant les dents sont rassemblées sur ce site, une sorte de «carrefour dentaire international». Si vous recherchez une adresse de dentiste, consultez l'annuaire.

http://www.webdent.com/

LES PHARMACIENS

Association des conseils des médecins, dentistes et pharmaciens du Québec

Voir la rubrique: Les fédérations de médecins

http://www.acmdp.qc.ca/

Association des Pharmaciens du Canada (site en anglais)

Les pharmaciens répondent à vos questions et vous renseignent sur leur profession. Afin de maintenir au courant ses professionnels de la santé, le site met à leur disposition des communiqués de presse, des publications, etc.

http://www.cdnpharm.ca/

e-magistral

Ce site s'adresse aussi bien aux étudiants qui recherchent un stage qu'aux pharmaciens, techniciens de laboratoire ou commis à la recherche d'un emploi. e-magistral assure des services de recrutement et de placement de personnel partout dans la Belle Province.

http://www.e-magistral.com/

Ordre des pharmaciens du Québec

Avez-vous déjà remarqué qu'il existait des codes sur les médicaments en vente libre ? Ces lettres-codes correspondent à des avertissements que le consommateur doit connaître et que le site de l'ordre des pharmaciens du Québec vous explique.

http://www.opq.org/

Ordre national des pharmaciens

Il existe plusieurs types de pharmaciens : les pharmaciens d'officine, de l'industrie, hospitaliers, biologistes, etc. Pour connaître la fonction exacte de chaque spécialité, consultez le site très complet de l'Ordre. Promenez-vous dans les quatre parties principales du site : l'Ordre des pharmaciens, les pharmaciens, les entreprises pharmaceutiques, les activités et les pratiques. Une multitude de renseignements vous y attendent.

http://www.ordre.pharmacien.fr/

Ouvert24h.com

Un mal de tête terrible vous surprend en pleine nuit, mais vous n'avez justement plus de pilule magique pour faire cesser la douleur ? Allumez votre ordinateur, consultez ouvert24h.com et cliquez sur Pharmacies. En fonction de votre quartier, vous obtiendrez les adresses des officines ouvertes la nuit.

http://ouvert24h.com/

Les pharmaciens au Québec et ailleurs

Ce site rassemble l'information pharmaceutique au Québec et dans le monde. Vous y trouverez des liens vers des compagnies pharmaceutiques, des facultés et des écoles professionnelles, des publications et des emplois.

http://www.pharmaciens.qc.ca/

PharmAgora

PharmAgora est LE répertoire qui concerne le monde de la pharmacie au Québec.

http://www.pharmagora.qc.ca/

Québec Pharmacie

Cette revue existe depuis 1953. Il n'est donc peut-être pas utile de la présenter aux pharmaciens ! Québec Pharmacie paraît dix fois par année et les articles sont accessibles sur le site en format pdf.

http://www.quebecpharmacie.org/

Les conseils de la médecine en ligne

- Ne remplacez pas les consultations médicales traditionnelles par des consultations sur le Web.
- Ne vous laissez pas tenter par les sites qui promettent des remèdes miracles.
- Préférez les sites institutionnels en premier lieu.
- Méfiez-vous des médicaments disponibles à des coûts extrêmement bas.
- Faites toujours valider l'information recueillie dans Internet par un professionnel de la santé.

L'INFORMATION MÉDICALE

33docavenue

Les points principaux de ce site sont l'actualité médicale, la recherche documentaire (sur un thème bien précis) et les conseils (par exemple que faire en cas d'accident).

http://www.33docavenue.com/

Art de Vivre

Le site Canoë vous soumet, par sa rubrique Santé, des dossiers et vous indique des références de livres.

http://www.canoe.qc.ca/ArtdevivreSante/

Atmedica

Atmedica met à la disposition de tout internaute un dictionnaire médical regroupant 30 000 termes. Même si le site est destiné aux médecins et professionnels de la santé, vous pouvez néanmoins consulter les dossiers thématiques, les actualités et les services.

http://www.atmedica.com/

Aujourd'hui la santé

Une source quotidienne d'indications sur le réseau de la santé et des services sociaux.

http://www.sante.qc.ca/

Automesure.com

Mesurez vous-même votre tension artérielle, votre excès de poids, votre risque cardiaque, le fonctionnement de vos reins... et votre santé s'améliorera.

http://www.automesure.com/

Caducee

Caducee vous fournit tous les outils pour aller encore plus loin dans le domaine de la santé. Il s'agit d'un annuaire. Vous tapez un mot-clé, par exemple « allergie», et le site vous offre une liste de liens sur le sujet.

http://www.caducee.net/

OU

http://www.caducee.com/

Cœur en santé

Ce site vous donne les outils nécessaires pour maintenir votre cœur en santé.

http://www.hc-sc.gc.ca/hppb/sai/healthyheartkit/healthyheartkit_fr.htm

Communauté Santé

On discute de tous les sujets à Csanté sur le forum accessible à tous gratuitement. Une équipe de médecins met également à votre disposition des dossiers sur la santé et le bien-être.

http://www.comsante.com/

CyberKiné

CyberKiné est une mine d'or de conseils de kinésithérapie pour les internautes qui ont mal au dos.

http://www.kineconcept.com

Discovery Health (en anglais)

Ce site américain indique des données détaillées sur les maladies et sur l'évolution de la médecine, une encyclopédie très complète ou encore des détails sur les médicaments.

http://health.discovery.com/

Le Doc!

Retrouvez chaque semaine un nouveau dossier traitant d'un thème précis, avec tous les contacts et toutes les adresses utiles ainsi que des conseils pratiques.

http://www.ledoc.com/

DocteurInfo

Faites une recherche par maladie, lisez les dossiers, les alertes sanitaires et l'actualité médicale.

http://www.docteurinfo.com/

Doctissimo

Créé par le médecin et ancien ministre français des Droits de l'Homme, Claude Malhuret, le site Doctissimo est l'un des meilleurs sites généralistes dans le domaine de la santé. Doctissimo contient un atlas médical, un atlas du corps humain ainsi que les réponses de spécialistes de la santé.

http://www.doctissimo.com/

Egora.fr

Voilà un site d'actualité pour les médecins, chirurgiens dentistes, pharmaciens, kinésithérapeutes, infirmiers, professionnels de la santé ainsi que toute personne s'intéressant au domaine de la santé.

http://www.egora.fr/

Femmes en santé

Messieurs, cette page ne vous concerne pas. On y parle de varices, de grossesse, d'accouchement mais on y discute aussi de nutrition, de migraine, d'obésité, etc.

http://www.femmesensante.ca/

GlobalMedic

GlobalMedic est une très bonne référence pour suivre l'actualité du secteur de la santé.

http://www.globalmedic.com/

Healthfinder (site en anglais)

Ce site américain valide la crédibilité de nombreux sites dans le domaine de la santé.

http://www.healthfinder.com/

Info-Santé CLSC

Une question? Un doute? Les CLSC du Québec proposent de répondre à toutes vos interrogations concernant la santé. Le principe est simple : composez le numéro de téléphone du CLSC de votre quartier ou de votre ville et une infirmière tentera d'élucider vos soucis.

http://www.msss.gouv.qc.ca/f/reseau/   puis cliquez sur Info-Santé CLSC

LaSanté

Que se passe-t-il dans le domaine de la santé en Belgique? Allez à cette adresse et vous le saurez.

http://www.lasante.be/

Medalliance

Medalliance est une très bonne ressource pour en savoir plus sur votre santé.

http://www.medalliance.ca/

Médecine et santé

Voilà un portail généraliste sur la santé : premiers soins, anatomie…

http://www.medecine-et-sante.com/

MEDinfos, l'information médicale

Les dossiers et les principales maladies, voici deux liens exhaustifs à consulter.

http://www.medinfos.com/

Médisite

Médisite répond à toutes les interrogations de tous les membres de la famille grâce à des dossiers très complets.

http://www.medisite.fr/

Medline Plus (site en anglais)

MedlinePlus est une mine d'or. On y trouve de l'information de qualité sur la santé et les médicaments. Si vous recherchez un terme médical, le site vous indique des références de dictionnaires. Il comprend également des répertoires de centres médicaux, d'associations, des bibliothèques américaines ainsi que des banques de données et des publications.

http://www.nlm.nih.gov/medlineplus/

Medscape Today (site en anglais)

Chaque jour des nouvelles différentes. Mais pour y accéder, vous devez obligatoirement être enregistré. C'est gratuit, alors n'hésitez pas.

http://www.medscape.com/

NotreDocteur.com

Êtes-vous obèse? Un calcul très simple permet de le déterminer. Avez-vous la peau normale, sèche, mixte ou grasse? Connaissez-vous les principes actifs des plantes? Ou encore souhaitez-vous un avis médical? Consultez NotreDocteur.com.

http://www.notredocteur.com/

OrphaNet

OrphaNet est une base de données sur les maladies rares et sur les médicaments orphelins.

http://orphanet.infobiogen.fr/

Promedical

Lorsque le chargement du site est terminé, choisissez votre spécialité. Vous avez le choix entre disciplines médicales, secteur paramédical, médecines alternatives et autres thèmes. Chaque rubrique vous mènera vers d'innombrables liens. La revue de presse est aussi à découvrir.

http://www.promedical.net/

Quackwatch

Voici un excellent «guide sur la fraude et le charlatanisme dans le domaine de la santé» : protection du consommateur, sources non recommandables, réglementations, projets de recherche… S'il ne restait qu'un site à aller voir, Quackwatch serait probablement celui-là.

http://www.quackwatch.com/

R&D, les compagnies de recherche pharmaceutique du Canada

Si vous souhaitez connaître la valeur des médicaments, la procédure de développement de ces pilules ou encore accéder à un répertoire de termes, vous êtes sur le bon site.

http://www.pmac-acim.org/

Réseau canadien de la santé

Le réseau canadien de la santé accrédite les sites canadiens qui respectent certaines règles éthiques.

http://www.reseau-canadien-sante.ca/

Saféra

L'alcool est très dangereux pour une femme qui attend un enfant. Ce dernier risque, dès sa naissance, d'être affecté d'anomalies et de malformations, d'avoir des retards de développement physique ou encore du système nerveux. Informez-vous.

http://www.safera.qc.ca/

Santé-Net Québec

Sur le site de Santé-Net Québec, vous noterez de nombreux liens vers des renseignements médicaux classés par thème, mais également vers des pharmacies, associations, centres de soins…

http://www.sante-net.net/

Santé Web

Vous devez vous faire opérer, vous venez d'apprendre que vous êtes enceinte ou vous souhaitez des précisions sur des sujets de la vie courante : des médecins répondent à toutes vos interrogations.

http://www.santeweb.com/

Service-Vie

Ce site québécois est divisé en trois parties. Explorez en priorité les articles de la rubrique Santé : des jeux, des tests, des précisions sur les différentes maladies. Le carnet d'adresses dans la rubrique Ressources est une mine d'or.

http://www.servicevie.com/

Le Site Santé

Des informations, des conseils pratiques, un agenda des événements, des répertoires d'adresses, des dépêches, des sujets d'actualité, un forum, des jeux… Tout un programme !

http://lesitesante.com/

Tamaloo?

Tamaloo ou T'as mal où ? Sans la description qui va suivre, vous pourriez aisément vous douter du contenu du site tamaloo?. Eh bien effectivement, pour chaque symptôme, le site vous soumet une fiche médicale. Mais ce n'est pas tout. Vous trouverez également des actualités quotidiennes, des dossiers thématiques, des articles approfondis et des entrevues de spécialistes.

http://www.tamaloo.com/

TaSanté.com

Ce site santé est strictement réservé aux jeunes et aux questions que ceux-ci peuvent bien se poser au sujet de la sexualité, de la drogue, du bien-être, sur les soins, les maladies, etc.

http://www.tasante.com/

Tmedic

De l'acupuncture à la cardiologie, en passant par l'homéopathie et l'urgence, Tmedic regroupe dans son répertoire des sites sur tous ces sujets. N'oubliez pas de consulter les nouvelles mondiales et les dossiers d'actualités.

http://www.tmedic.com/

Votre santé sexuelle

Vous pensez souffrir de dysfonction érectile ? Remplissez le questionnaire disponible sur le site et allez en parler à votre médecin.

http://www.votresantesexuelle.com/

Une santé plus ou moins... Net

Plus de 10 000 sites Web traitent de la santé. L'internaute peut bien sûr y acheter son Viagra préféré mais aussi y trouver une foule de renseignements médicaux. Avec plus du quart du volume de la navigation sur la Toile consacré aux problèmes de santé, la santé en ligne est devenue une affaire de gros sous. Selon le cabinet Forrester, la santé en ligne sera un commerce de plus en plus lucratif et devrait atteindre un chiffre d'affaires de 370 milliards de dollars US en 2004 chez nos cousins du sud. Pourtant, les dangers de l'automédication ne sont pas minces. La médecine virtuelle reste donc à administrer à doses homéopathiques.

Selon une étude du très sérieux cabinet Pricewaterhouse Coopers, *La santé en 2010*, menée auprès de 400 dirigeants mondiaux de l'industrie de la santé, «Internet devrait créer des changements importants dans l'industrie de la santé dans les prochaines années». Quatre-vingt-neuf pour cent des personnes interrogées pensent que l'utilisation du Web devrait faire baisser le nombre de visites chez le médecin. La médecine en ligne bénéficie en effet de formidables outils : courriels, vidéoconférences, ICQ...

Des ressources variées

Le Web a un effet responsabilisant sur les internautes. Plus du quart des visiteurs des sites de santé en ligne demandent désormais une marque bien spécifique à leur médecin lors des prescriptions. Il n'est pourtant pas facile de trier le bon grain de l'ivraie parmi les 10 000 sites consacrés à la santé, car la santé se porte plutôt bien dans Internet. Selon le cabinet Cyber Dialogue, 40,9 millions d'Américains se servent du Net pour y trouver des renseignements médicaux. Le Québec n'est pas en reste et offre des ressources variées sur le sujet. Santé-Net Québec (http://www.sante-net.net/) propose ainsi une liste des urgences dans le domaine de la santé : premiers soins, que faire en cas d'urgence, les ambulances… Sur le site de Santé Net Québec, vous trouverez également de nombreux liens vers de l'information médicale classée par thème, mais également vers des pharmacies, associations, centres de soins… Autre site incontournable, celui de l'infirmière virtuelle (http://www.infirmiere.net/). L'infirmière virtuelle publie entre autres un petit guide des soins à la maison et de nombreux renseignements sur les hospitalisations de courte durée.

De l'art d'être parent en passant par la grossesse et la violence dans la famille, on trouve des dizaines de ressources thématiques sur le site de Santé Canada (http://www.hc-sc.gc.ca/). Le carrefour dentaire international (http://www.web-dent.com/) présente pour sa part de nombreux liens sur la dentisterie. Tout pour ne plus avoir mal aux dents.

Les dangers de la médecine dans Internet

Le principal danger de la médecine en ligne est d'être un peu trop… virtuelle. Si 52 % des internautes ont visité des pharmacies en ligne telles que Drugstore.com ou Planetxr.com, les produits de beauté constituent bien souvent la majorité des achats. Les internautes craignent souvent d'acheter un médicament sans avis médical et sans être sûrs de l'identité des propriétaires du site. Les Français l'ont bien compris et ont mis en ligne sur ordmed.org les coordonnées de 190 000 praticiens.

LES ASSOCIATIONS PROFESSIONNELLES ET LES ORGANISMES DE SANTÉ

Association canadienne de santé publique (ACSP)

L'ACSP est d'une part une association qui regroupe des professionnels de la santé et d'autre part une structure à l'origine de programmes sociaux et sanitaires nationaux et internationaux.

http://www.cpha.ca/

Association des CLSC

Sur ce site, vous retrouverez l'indispensable liste des CLSC du Québec.

http://www.clsc-chsld.qc.ca/

Association des hôpitaux du Québec

L'association des hôpitaux du Québec vous fournit les clés pour tout connaître sur le monde hospitalier au Québec.

http://www.ahq.org/

Association médicale canadienne

L'association médicale canadienne est le site du porte-parole national de la profession médicale au Canada.

http://www.cma.ca/

Association québécoise des soins palliatifs (AQSP)

Les soins aux malades en phase terminale ainsi que les soins palliatifs occupent une place de plus en plus importante dans le milieu médical. C'est ce que nous rappelle ce site.

http://www.aqsp.org/

Centre de santé publique de Québec

Tout sur les centres de santé publique à Québec, leur mission et leurs coordonnées.

http://www.cspq.qc.ca/

Collège des médecins du Québec

«Une médecine de qualité au service du public.» Telle est la devise du Collège des médecins du Québec. Consultez la rubrique Informations publiques. Celle-ci est bien étoffée.

http://www.cmq.org/

Direction de la santé publique de Montréal-Centre

Choisissez un sujet parmi la liste proposée (cancer, maladies infectieuses, santé au travail, santé dentaire, etc) ou téléchargez gratuitement les publications que présente cet organisme.

http://www.santepub-mtl.qc.ca/

Direction générale de la santé de la population et de la santé publique (DGSPSP)

Mais quel est le rôle de cet organisme fédéral au nom barbare ? « La DGSPSP est principalement chargée des politiques, des programmes et des systèmes liés à la prévention, à la promotion de la santé, à la surveillance des maladies, à l'action communautaire et à la lutte contre la maladie ». Voilà, c'est aussi simple que cela.

http://www.hc-sc.gc.ca/pphb-dgspsp/

Fondation québécoise du cancer

La Fondation québécoise du cancer aide les personnes atteintes de cancer et offre, par son site, des renseignements, des dossiers, des publications ainsi que des services tels Info-cancer ou télé-cancer.

http://www.fqc.qc.ca/

Institut national de santé publique au Québec

L'Institut sert de coordonnateur entre les différents organismes œuvrant dans le domaine de la santé. Consultez l'agenda, qui vous indique les événements à venir.

http://www.inspq.qc.ca/

Ministère de la Famille et de l'Enfance

Les centres de la petite enfance et les services de garde en milieux scolaires n'auront plus de secret pour vous après la consultation de ce site.

http://www.mfe.gouv.qc.ca/

Ministère de la Santé et des Services sociaux

Il est difficile de parler de la santé sans évoquer le site du ministère de la Santé et des Services sociaux. D'autant plus que la vitrine Internet du gouvernement semble en pleine forme et ne pas avoir subi de coupures budgétaires...

http://www.msss.gouv.qc.ca/

Ordres professionnels du Québec

Le site de l'Office des professions du Québec affiche la liste et les coordonnées des 44 professions régies par un ordre (dont les médecins, pharmaciens, infirmières, dentistes, diététistes, psychologues, etc.).

http://www.opq.gouv.qc.ca/44ordresprofe.htm

PromoSanté

Comme son nom l'indique, PromoSanté est un organisme spécialisé dans la promotion de la santé. Il s'agit, d'une part, d'un centre de formation continue, et, d'autre part, d'un centre de ressources francophones très important.

http://www.promosante.org/

Promotion de la santé en direct

Toutes les tendances sur la santé sont expliquées par Santé Canada.

http://www.hc-sc.gc.ca/hppb/

Régie de l'assurance maladie du Québec

Vous trouverez à cette adresse de nombreux dossiers sur le fonctionnement de la carte d'assurance maladie, les listes de médicaments assurés, les services dentaires, optométriques…

http://www.ramq.gouv.qc.ca/

Réseau de télécommunications sociosanitaire (RTSS)

Le RTSS est une sorte d'hôpital sans murs. Il relie les 1 500 sites des établissements de santé du Québec dans un même réseau de communication à distance. La santé est bien branchée !

http://www.msss.gouv.qc.ca/rtss/

Société canadienne de santé internationale

Cet organisme «facilite et appuie des projets de santé et de développement dans le monde entier en mobilisant des ressources canadiennes et étrangères». Une foule d'adresses et de détails vous attendent sur le site.

http://www.csih.org/

LA MÉDECINE DE VOYAGE

Centre santé-voyage de Québec

À quelques jours des vacances, ces deux sites vous fourniront tous les conseils nécessaires pour savoir quoi faire en cas de maladie en voyage.

http://santevoyage.net/

Clinique Santé-voyage de Laval

Cette clinique milite pour les précautions à prendre avant de partir ainsi que durant un voyage. De magnifiques photos vous donnent le goût de vous évader !

http://www.sante-voyage.com/

Conseils aux voyageurs

Les globetrotters qui auront le courage de taper une si longue adresse seront récompensés. Cette page du site du ministère des Affaires étrangères offre des conseils aux voyageurs à destination de la plupart des pays du monde, déconseille des déplacements vers certains pays ou régions, informe sur les maladies, etc.

http://www.france.diplomatie.gouv.fr/voyageurs/etrangers/avis/conseils/default2.asp

Docteur Vacances

Vous partez au Groenland, en Ouzbekistan ou au Qatar et vous voulez des précisions sur la météo du pays ? Jetez un coup d'œil sur le site de Docteur Vacances. Ce dernier vous promet aussi une fiche-conseils personnalisée à recevoir par courriel.

http://www.docteurvacances.com/

TravelSanté

Quelle que soit votre destination dans le monde, vous connaîtrez pour chaque pays les vaccinations obligatoires ou conseillées, les maladies, les contacts et des adresses de médecins francophones. Un site pour bien préparer votre voyage.

http://www.travelsante.com/

LA MÉDECINE SPORTIVE

Imagerie du Sport

Dès la page d'accueil, vous accéderez à l'ensemble des cas cliniques, des articles et des fiches sur les articulations et les muscles, l'anatomie en détail, ainsi qu'à des conseils avisés de médecins.

http://www.imageriedusport.com/

Kino-Québec

Comme le rappelle le site, la mission de Kino-Québec consiste à «promouvoir un mode de vie physiquement actif pour contribuer au mieux-être de la population québécoise». Une très bonne référence.

http://www.kino-quebec.qc.ca/

ParticipACTION

Cet organisme canadien milite pour une vie active saine chez tous les Canadiens. «Un esprit sain dans un corps sain», dirait la maxime.

http://www.participaction.com/

LES MÉDECINES DOUCES

Académie internationale de médecine alternative

Vous êtes intéressé par une formation en naturopathie ou en homéopathie? L'Académie internationale de médecine alternative basée à Montréal vous offre cette possibilité.

http://www.homeo.com/

Alternatives Santé

Un répertoire de ressources en médecines douces. Il comprend une foule d'adresses très utiles.

http://www.alternativesante.com/

Association canadienne de naturopathie

Cette association vous parle, par son site Web, de la médecine naturopathique au Canada: la pratique de la naturopathie, la rentabilité, les remèdes naturels prescrits.

http://www.naturopathicassoc.ca/

Bottin santé et croissance

Le bottin est une bonne ressource afin de mieux connaître les médecines douces et toutes les questions touchant au développement personnel.

http://www.bottin-sante.org/

Collège des médecines douces du Québec

Voici les coordonnées d'un organisme d'enseignement à distance basé à Montréal. Les cours offerts concernent la naturopathie, l'homéopathie et l'énergétique.

http://www.cmdq.com/

Corporation des intervenants en médecine alternative

La définition des principales médecines alternatives est disponible sur ce site.

http://cima-q.qc.ca/

Corporation des praticiens en médecines douces du Québec

Divers sujets sont abordés sur ce site : naturopathie, ostéopathie, massothérapie, psychothérapie, homéopathie, acupuncture, kinésithérapie, et bien d'autres encore.

http://www.cpmdq.com/

DocHoméo

Un index alphabétique vous aide à retrouver facilement le nom d'une maladie ou d'un symptôme. Mais si vous voulez connaître le remède homéopathique, vous devrez payer pour avoir l'ordonnance. C'est comme chez le médecin !

http://www.dochomeo.com/

Docteur Homéo

Si vous doutez de vos compétences en homéopathie, parcourez les pages de Docteur Homéo. Ce dernier vulgarise des notions homéopathiques et en facilite l'utilisation quotidienne.

http://www.docteurhomeo.com/

HoméoPhyto

Voilà un site simple et efficace : lisez les dossiers mensuels d'actualité, prenez connaissance des livres écrits sur tous ces types de médecines douces ou obtenez l'adresse d'un spécialiste grâce à l'annuaire.

http://www.medecines-douces.com/

Le mensuel de l'homéopathie

Pour en savoir davantage sur les petites pilules… magiques pour certains, superficielles pour d'autres. Un site bien construit.

http://www.homeophyto.com/

Naturmed

Naturmed est un portail sur les médecines douces. Il contient des actualités, des lexiques, des annuaires, des recettes, des dossiers et un forum. Un vaste site.

http://www.naturmed.com/

PhytoPortal

Êtes-vous plutôt bilieux, sanguin, nerveux ou lymphatique ? Quel est votre poids idéal ? Vous recherchez une adresse d'herboristerie ? De producteur bio ? Furetez sur le site phytoportal.

http://www.phytoportal.com/

Registre des ostéopathes du Québec

Qu'est-ce que l'ostéopathie et à qui s'adresse cette technique ? Vous le saurez en consultant le site du Registre des ostéopathes du Québec.

http://www.registre.org/

Réseau Proteus

Proteus est un portail sur les médecines alternatives. Impossible de le commenter, il faut impérativement le découvrir.

http://www.reseauproteus.net/

Terre-Inipi

L'Annuaire francophone du développement personnel et du mieux-être est utile si vous recherchez une technique ou une discipline pour améliorer votre vie. Nous vous conseillons tout particulièrement l'Annuaire thématique. Celui-ci est rempli d'adresses très utiles.

http://www.terre-inipi.com/

LES RÉGIMES ALIMENTAIRES

123maigrir

Résolutions 2002, poitrine de rêve, aimer son corps, cacher ses défauts, penser à une petite chirurgie esthétique… Vous sentez-vous concerné par ces idées ? Derrière celles-ci se cachent des conseils pour se sentir bien dans son corps. 123maigrir vous aide également à calculer votre poids idéal et vous présente plusieurs méthodes pour perdre du poids.

http://www.123maigrir.com/

ABCD Régime

ABCD Régime vous livre un abécédaire du régime, à consommer sans modération pour maintenir une ligne de rêve.

http://www.abcdregime.com/

Clinique minceur Michel Montignac

Qui ne connaît pas l'incontournable et controversé Montignac et sa méthode pour résoudre le problème de surcharge pondérale ? Avant d'adopter Montignac, commencez par une visite guidée du site.

http://www.montignac-intl.com/

Conseils pour manger bien…

Il est dangereux de commencer un régime sur un coup de tête. Avant d'entreprendre quoi que ce soit, vous devez connaître certaines règles que vous expose ce site. Vous trouverez également un guide des calories, des idées de repas, les équivalences glucides, lipides, protides.

http://www.aceli.com/lebail/

Dico-Vitamines

Les vitamines sont des composés organiques indispensables au bon fonctionnement de l'organisme. Dico-vitamines analyse chacune des vitamines et expose leurs caractéristiques et leur rôle.

http://www.dico-vitamines.com/

Nutrition – Santé Canada

Vous devriez faire de nombreuses découvertes sur ce site gouvernemental. Mieux, attardez-vous tout spécialement à l'Approche vitalité. Ce programme vous aidera à adopter de saines habitudes de vie.

http://www.hc-sc.gc.ca/hppb/la-nutrition/

Nutrition et santé alimentaire

La direction de la santé publique de Montréal-Centre vous donne des conseils sur la nutrition et la santé alimentaire, des idées de menus santé et vous informe sur l'alimentation et les adolescents.

http://www.santepub-mtl.qc.ca/Nutrition/nutrition.html

WeightWatcher

Weight Watcher est désormais connu dans le monde entier. En fonction de votre ville, vous accéderez aux dates et aux heures de ces rencontres hebdomadaires qui contribueront à surveiller votre poids.

http://www.weight-watchers.com/

LA SANTÉ AU TRAVAIL

Agence européenne pour la santé et la sécurité au travail

La fonction principale de cet organisme européen est de recueillir et de diffuser les informations techniques, scientifiques et économiques disponibles dans le domaine de la santé et de la sécurité au travail. Un site traduit en onze langues !

http://fr.osha.eu.int/

Agence nationale pour l'amélioration des conditions de travail

Cette agence, ainsi que ses associations régionales, aidera les entreprises à développer des projets innovants de changement dans les domaines du travail et de son organisation.

http://www.anact.fr/

Association pour la santé et la sécurité du travail, secteur affaires sociales

Cette association œuvre pour la prévention en santé et en sécurité du travail en délivrant de l'information, des formations, de l'assistance technique et de la recherche et développement. La rubrique des liens utiles est très utile pour aller plus loin !

http://www.asstsas.qc.ca/

Association québécoise pour l'hygiène, la santé et la sécurité du travail

L'organisme offre des formations, un forum de discussion, les archives des actes de congrès et le programme du prochain congrès. Enfin, un répertoire de sites vous amène vers d'autres ressources.

http://www.aqhsst.qc.ca/

Centre canadien d'hygiène et de sécurité au travail (CCOHS) (site en anglais)

Le CCOHS fournit des données et des conseils sur l'hygiène et la sécurité en milieu de travail.

http://www.ccohs.ca/

Centre patronal de santé et sécurité du travail du Québec

Ce centre présente des activités d'information mais également des activités de formation à tout ce qui touche au secteur de la santé et à la sécurité au travail.

http://www.centrepatronalsst.qc.ca/

Chaire en gestion de la santé et de la sécurité du travail dans les organisations

Présentation de cette Chaire basée à l'Université Laval. Ne manquez pas les rubriques traitant de la santé mentale au travail ainsi que de la violence au travail.

http://cgsst.fsa.ulaval.ca/

Commission de la santé et de la sécurité du travail (CSST)

Le gouvernement du Québec a confié l'administration du régime de santé et de sécurité du travail à cet organisme. Ce dernier dispose d'un site Web très complet. Vous y trouverez des publications, les lois et règlements, le magazine *Prévention au travail*, des ressources, des adresses. C'est aussi la CSST qui indemnise les travailleurs ayant été victimes d'accidents du travail ou de maladies professionnelles.

http://www.csst.qc.ca/

Ergostressie

L'ergostressie est un néologisme et peut être défini comme le syndrome de la société de l'information et de la netéconomie ! Un laboratoire a été spécialement conçu afin d'analyser les conditions de travail dans la netéconomie et la société de l'information. Un site qui vaut le détour !

http://www.ergostressie.com/

Fondation européenne pour l'amélioration des conditions de vie et de travail

Depuis 1975, la Fondation contribue à la conception et à l'amélioration des conditions de vie et de travail.

http://www.fr.eurofound.ie/

Institut de recherche Robert-Sauvé en santé et sécurité du travail

L'Institut « contribue, par la recherche, à la prévention des accidents du travail et des maladies professionnelles et à la réadaptation des travailleurs qui en sont victimes ».

http://www.irsst.qc.ca/

Institut national de recherche et de sécurité

Cet institut n'a qu'un seul objectif, celui de la santé et de la sécurité de l'homme au travail. Pour ce faire, l'organisme effectue des recherches pour améliorer les conditions de travail, diffuse des produits informatifs pour sensibiliser le public, soumet des programmes de formation.

http://www.inrs.fr/

Institut national de santé et sécurité du travail (NIOSH) (site en anglais)

L'index alphabétique de ce site américain permet d'accéder directement à des articles relatifs à la santé et à la sécurité dans le monde du travail. Un site très complet.

http://www.cdc.gov/niosh/

Meditrav, le portail francophone de santé au travail

Un répertoire incontournable pour améliorer la prévention des risques en milieu de travail, des accidents du travail et des maladies professionnelles.

http://www.meditrav.com/

OHS Canada Magazine (site en anglais)

Cette revue canadienne paraît huit fois par année et traite de la santé et la sécurité au travail.

http://www.ohscanada.com/

Organisation internationale du travail (OIT)

Nous n'oublierons pas de mentionner l'incontournable Organisation Internationale du Travail, dont la mission est de faire respecter les droits de l'Homme dans le monde du travail.

http://www.ilo.org/public/french/

PISTES

PISTES signifie Perspectives Interdisciplinaires Sur le Travail Et la Santé. Il s'agit d'une revue électronique. Les articles sont accessibles en ligne, en français et en anglais.

http://www.unites.uqam.ca/pistes/

PRESST

Ce portail est un véritable centre virtuel de référence en matière de santé et de sécurité du travail.

http://www.presst.qc.ca/

Revue internationale du travail

Vous avez accès gratuitement aux sommaires de la revue ainsi qu'à une sélection de textes dans leur version intégrale.

http://www.ilo.org/public/french/support/publ/revue/

TRAVAIL

Le magazine de l'OIT indique quelques articles sur cette page.

http://www.ilo.org/public/french/bureau/inf/magazine/

LA SANTÉ MENTALE

À la Phobie

Vous vous mettez à trembler lorsqu'un chien s'approche de vous? Vous refusez incontestablement de monter dans un ascenseur? Connaissez-vous l'existence du site À la phobie? Ce dernier est entièrement consacré à ces troubles qui vous envahissent au quotidien.

http://www.alaphobie.com/

L'annuaire de la psychologie

Un véritable annuaire de la psychologie. Plus de 1 000 adresses (sur le plan international) sont répertoriées sur ce site.

http://www.psynergie.com/

Association canadienne pour la santé mentale

Ayez confiance en vous, acceptez les compliments, offrez votre aide et acceptez d'en recevoir… Voici quelques exemples parmi les conseils donnés par l'association. Cette dernière aide les Canadiens à améliorer leur santé mentale.

http://www.cmha.ca/

Association québécoise de soutien aux personnes souffrant de troubles anxieux, dépressifs ou bipolaires

Lorsqu'une personne subit des troubles de l'humeur, il est important pour elle de savoir, de comprendre et de connaître davantage sa maladie, d'être renseignée sur les signes et les symptômes, sur les traitements médicaux et psychologiques. C'est le rôle de cette association québécoise.

http://www.revivre.org/

Association des médecins psychiatres du Québec

Un site très agréable pour découvrir ce qu'est un psychiatre, pour obtenir les définitions de maladies, pour connaître le calendrier des événements. Jetez un coup d'œil au très complet bottin Internet.

http://www.ampq.org/

Fédération québécoise des centres de réadaptation pour les personnes présentant une déficience intellectuelle

Retrouvez la liste des établissements implantés sur le territoire de la Belle Province.

http://www.fqcrpdi.qc.ca/

Infopsy

Voici un recueil d'articles axés sur quatre grands thèmes : la vie émotive, les relations interpersonnelles, les problèmes particuliers et l'intervention. Consultez également la revue électronique *La lettre du Psy* ainsi que le coffre d'outils.

http://redpsy.com/infopsy/

Le monde de la psychologie

Quel est le point commun entre Freud, Einstein, Wilber et Jung ? Ils appartiennent tous les quatre au monde de la psychologie. Et c'est de ce sujet dont nous parle le psychologue montréalais Alain Rioux dans Le monde de la psychologie.

http://iquebec.ifrance.com/alainriouxpq/

Ordre des psychologues du Québec

Le mandat de l'Ordre des psychologues est de «protéger le public qui a recours aux services des psychologues». Consultez ce site avant de vous lancer dans une thérapie. Si vous souhaitez devenir psychologue, c'est aussi un bon point de départ.

http://www.ordrepsy.qc.ca/

Phobie Zéro

Souffrez-vous de triskaïdékaphobie (phobie du chiffre 13) ou encore d'ichthyophobie (peur des poissons) ? Ce ne sont que deux exemples parmi les quelque 200 types de phobies que recense Phobie Zéro. Un très bon site pour discuter, témoigner, s'informer, adhérer. Jetez un coup d'œil aux volets thérapie et informatif.

http://www.phobies-zero.qc.ca/

Psychomédia

Sur Psychomédia, l'un des pionniers du genre, les internautes adoptent un pseudonyme et des psychologues répondent à des interrogations variées : manque affectif, abus sexuels, psychose…

http://www.psychomedia.qc.ca/

Psychonet

Un mélange de services aux internautes (stages, formations, annuaire) et de renseignements pratiques par le biais d'un magazine. Des sujets tels que le couple, la sexualité, la famille ou les thérapies sont abordés. Psychonet dispose de sa propre chaîne de télévision en ligne : Psychonet.tv (www.psychonet.tv). Celle-ci est essentiellement consacrée… à la psychologie.

http://www.psychonet.fr/

Psycho Ressources

Le bottin francophone des professionnels de la psychologie. Un site réalisé par Alain Rioux.

http://www.psycho-ressources.com/

Le Psynternaute

Le psychologue montréalais Jean-Pierre Rochon évoque le sujet de la cyberdépendance. Les cyberdépendants sont des gens qui passent leur temps suspendus à la souris de leur ordinateur...

http://www.psynternaute.com/

Réseau santé mentale du Québec (RSMQ)

Les chercheurs qui se penchent sur la santé mentale sont regroupés au sein d'une association : il s'agit du Réseau santé mentale du Québec. Les recherches concernent les maladies mentales majeures (alcoolisme, toxicomanie, schizophrénie, suicide, etc.).

http://www.rsmq.qc.ca/

Revue santé mentale au Québec

La revue de la santé mentale concourt à se tenir au courant de tous les aspects de la santé mentale au Québec. Si le site peut sembler pauvre, il contient cependant de nombreuses adresses sur la santé mentale.

http://www.cam.org/~rsmq/

Société canadienne de psychologie

Ce site définit ce qu'est un psychologue, son rôle et la façon de trouver un thérapeute. La société canadienne détaille les différents troubles de la personnalité tels la dépression, l'hypocondrie, l'insomnie, le perfectionnisme, les troubles de l'alimentation, etc. Ce site peut également intéresser les psychologues actuellement en recherche d'emploi puisqu'une rubrique emploi leur est consacrée.

http://www.cpa.ca/

Le sommeil, les rêves et l'éveil

Que ceux qui s'intéressent au monde onirique consultent immédiatement ce site. Une importante documentation en français et en anglais est disponible à cette adresse. Le site est réalisé par l'Université Claude-Bernard à Lyon. Une bonne référence.

http://sommeil.univ-lyon1.fr/

LA SANTÉ ALIMENTAIRE ET LES OGM

Agriculture 21

Site du Département de l'agriculture de l'Organisation des Nations Unies pour l'alimentation et l'agriculture. Ce site donne des portes d'entrées vers d'autres organismes. Consultez les nouvelles, les dossiers, les thèmes et les ressources et vous saurez tout sur l'agriculture en général, incluant l'agriculture biologique.

http://www.fao.org/ag/fr/

Biovert

Les points forts du site sont l'annuaire, le journal et le kiosque à revues. Biovert regroupe des indications sur l'alimentation biologique, la diététique, les médecines douces et naturelles, la santé, l'environnement, etc.

http://www.biovert.com/

Centre d'agriculture biologique du Québec

Une mine de renseignements sur l'agriculture biologique. Le magazine bimensuel *Biobulle* traite de tous les aspects de la production biologique.

http://www.cab.qc.ca/

Confédération paysanne

Vous pouvez lire la présentation de ce site en français ou en esperanto! Dans tous les cas, ce syndicat français veille, entre autres, à une production alimentaire de qualité et se bat contre les OGM ainsi que contre la prolifération des McDonald's, Burger King et compagnie.

http://www.confederationpaysanne.fr/

Diététique.com

«Toute la diététique en un seul clic», comme le rappelle le site.

http://www.dietetique.com.fr/

ÉquiTerre

Le commerce équitable, l'agriculture soutenue par la communauté, le jardinage collectif biologique, le transport écologique, le programme d'efficacité énergétique... tous ces sujets vous intéressent ? ÉquiTerre les développe longuement.

http://www.equiterre.qc.ca/

Ministère de l'Agriculture et de la Pêche

Le réseau des réseaux offre des solutions de rechange à tous ceux qui refusent que leur estomac devienne une poubelle. Le Ministère français de l'Agriculture a publié une longue liste des OGM. Vous avez désormais le choix de votre alimentation.

http://www.agriculture.gouv.fr/

Observatoire de la mondialisation

Un site incontournable pour connaître les grandes décisions concernant la mondialisation, notamment l'agriculture et les OGM.

http://terresacree.org/obsmondi.htm

Organismes génétiquement modifiés

Le Ministère des Finances français répond à toutes les questions que vous vous posez sur les OGM. Ces derniers n'auront plus de secret pour vous.

http://www.finances.gouv.fr/ogm/

Paysans.org

Une bonne manière pour les consommateurs avertis d'acheter directement aux producteurs des produits fraîchement cueillis.

http://www.paysans.org/

Union paysanne

L'Union paysanne, soutenue par Daniel Pinard, lutte activement contre la malbouffe qui nous envahit à grands pas.

http://www.unionpaysanne.com/

LA BIOÉTHIQUE

Bioethics.net (site en anglais)

Le journal américain de la bioéthique en ligne.

http://www.ajobonline.com

Bioéthique : sites francophones

La rubrique des liens que présente le site du CHU de Rouen vous renvoie vers des associations, des bases de données, des bibliothèques, des instituts de recherche, des guides-ressources, etc.

http://ww.chu-rouen.fr/ssf/bioethfr.html

Comité international de bioéthique (CIB)

Créé en 1993, le CIB est une branche de l'UNESCO. Le site présente la Déclaration universelle sur le génome humain et les droits de l'Homme. À lire et à relire.

http://www.unesco.org/ibc/fr/

Le génome

Le quotidien français *Libération* a concocté un très bon dossier sur le génome. Il est agrémenté de sites Web fort intéressants.

http://www.liberation.com/sciences/genome/

Genomics (site en anglais)

Clonage animal, clonage humain… Toutes les actualités et précisions nécessaires pour comprendre ces tendances sont sur ce site américain.

http://genomics.phrma.org/cloning.html

Nature (site en anglais)

Cette revue américaine a très bonne presse dans le milieu scientifique. Vous y obtiendrez de très bonnes informations… après avoir acquitté le coût de l'abonnement.

http://www.nature.com/

Société canadienne de bioéthique (SCB)

La SCB établit des liens entre les personnes et les organismes actifs dans le domaine de la bioéthique. La SCB publie un bulletin qu'il est possible de consulter en ligne.

http://www.bioethics.ca/

Internet médical et conflits d'intérêt

Certains sites, tel Quackwatch (http://www.quackwatch.com/), permettent de détecter les sites tenus par des charlatans. Dans la version française de Quackwatch, un article de Daniel Barrett donne les meilleurs trucs pour reconnaître un bandit dans Internet (http://www.allerg.qc.ca/banditint.html). Ces conseils de prudence sont évidemment applicables à l'e-santé. Quackwatch publie une liste de sites recommandables et non recommandables. Mais comme les responsables de ce site de surveillance ne semblent pas très versés vers les médecines alternatives, ces dernières en prennent pour leur grade et il devient donc difficile de faire confiance au site sur ce sujet.

Conflits d'intérêt

Une étude publiée récemment dans le journal de l'American Medical Association révèle que, sur 25 sites en langue anglaise étudiés, près de la moitié d'entre eux ne mentionnaient pas clairement lorsqu'une information publiée était de la publicité ou non. Les sites Web du secteur de la santé se heurtent à des soucis de rentabilité. L'internaute qui navigue sur les sites médicaux se comporte différemment des autres internautes. Celui-ci est prêt à payer pour obtenir des renseignements approfondis sur sa maladie, mais espère en revanche recevoir gratuitement de l'actualité d'ordre générale. Le comportement des médecins n'est pas non plus des plus encourageants pour le commerce électronique de la santé dans le Web. Selon le cabinet Boston Consulting Group, les médecins sont prêts à acheter du matériel médical dans Internet... à condition qu'il soit au moins 10 % moins cher que dans le commerce traditionnel. Enfin, et comme si cela ne suffisait pas, les intérêts financiers des divers groupes intervenant dans le domaine de la santé ne facilitent pas la recherche d'information médicale sur le Web. «Certains sites d'entreprises pharmaceutiques font la promotion de médicaments. Ce que ces sociétés disent sur les médicaments est probablement juste, mais le grand public peut utiliser cette information de façon erronée. Par exemple, tel site me conseille un médicament pour la migraine. Ce médicament est probablement très bien, mais qui dit que j'ai la migraine?», déclare André Jacques. En dépit de ces craintes légitimes, certains professionnels de la santé ont peur de voir leur part de gâteau s'effriter : «Les pharmacies opérant dans Internet peuvent fournir de précieux renseignements, mais elles ne peuvent pas remplacer la consultation d'un pharmacien ou d'un médecin», déclarait l'an dernier le docteur Jeff Poston, directeur général de l'Association des pharmaciens du Canada.

Pas de diagnostic à distance

L'une des principales vertus de la Toile est de permettre des prouesses médicales qui n'auraient pas été imaginables il y a seulement quelques années. L'Arabie Saoudite vient de lancer un projet de e-santé visant à couvrir médicalement les coins les plus reculés du royaume. L'objectif est de soigner à distance les habitants des régions les plus éloignées. Plus près de nous, en Occident, les responsables du site WebSurg (http://www.websurg.com/) ont créé une université dont le but n'est rien de moins que de former des chirurgiens. Cette opération est tout à fait réaliste, grâce à des vidéos, des entrevues avec des chirurgiens. Le célèbre journal scientifique britannique *The Lancet* (http://www.thelancet.com/) retransmet des congrès ou des formations destinées à des spécialistes. Le site dispose également d'une vaste bibliothèque. La formation continue est d'ailleurs l'un des atouts majeurs du réseau des réseaux. D'autres sites, comme Invivo (http://www.invivo.edu/) proposent des discussions organisées en fonction de chaque spécialité. Certaines universités, comme celle de Rennes, ont mis en place des aides au diagnostic médical (http://www.med.univ-rennes1.fr/adm.dir/presentation.html). Sur ce site, les médecins ont recensé plus de 10 000 pathologies et 2 400 descriptions d'effets secondaires de médicaments... « Internet peut faciliter la communication entre les hôpitaux et les médecins. Ce peut être par exemple la transmission des résultats d'examens de laboratoire. Qui dit que l'on ne pourra pas transmettre un jour ces résultats aux patients ? », ajoute le docteur Jacques.

Internet transforme en jeu d'enfant les services de téléassistance et de communication destinés à l'amélioration du maintien à domicile des malades. Le bémol à toutes ces innovations est que les médecins tardent à utiliser toutes les fonctionnalités de la Toile. Ainsi, en décembre dernier, aux États-Unis, à peine 4 % d'entre eux effectuaient des prescriptions en ligne. En outre, le réseau connaîtrait certaines limites. « On ne pourra pas faire de diagnostic à distance, si ce n'est dans le domaine de la radiologie. Lorsqu'on aborde des sujets plus délicats, nous avons besoin d'être en présence du malade », affirme André Jacques.

Ne voyez cependant pas dans Internet un remède à tous vos maux. De toute façon, comme disait joliment le poète Jacques Prévert : « On a beau avoir une santé de fer, on finit toujours par rouiller » !

LES ALLERGIES

Académie américaine d'allergie, asthme et immunologie (site en anglais)

Des données qui concernent aussi bien les médecins allergologues que les patients ou encore les membres de l'Académie.

http://www.aaaai.org/

Académie européenne d'allergie et d'immunologie clinique (site en anglais)

Le site offre un aperçu complet des activités de l'Académie, de ses groupes de travail et de ses publications.

http://www.eaaci.org/

All Allergy (site en anglais)

Les éléments pertinents étant souvent éparpillés sur la Toile et difficiles à retrouver, All Allergy s'est donné pour mission de rassembler les principales informations concernant le sujet de l'allergie : articles, organisations, publications, événements, bases de données, etc.

http://allallergy.net/

AllergieNet

La présentation d'AllergieNet est très originale. La rubrique des liens vous amène à d'autres sources très pertinentes.

http://www.allergienet.com/

Allergonet

Une université française a réalisé un site sur les allergies. L'information est classifiée selon des rubriques (allergies médicamenteuses, environnement, anesthésie, etc).

http://www.allergonet.com/

Association des allergologues et immunologues du Québec

Une mine d'or pour tous ceux qui veulent avoir des précisions sur les diverses sortes d'allergies ou encore sur les associations d'information sur les allergies.

http://www.allerg.qc.ca/

Société canadienne d'allergie et d'immunologie clinique (site en anglais)

Comme vous explique la Société canadienne d'allergie et d'immunologie clinique, l'enseignement et les soins des allergies sont réglementés.

http://csaci.medical.org/

Société française d'allergologie et d'immunologie clinique

Pour ne citer que quelques exemples, vous saurez tout sur les allergies médicamenteuses, les allergies aux venins, les allergies professionnelles, les allergies alimentaires en consultant ce site.

http://www.sfaic.com/

Les chats transgéniques

Près d'une personne sur sept serait allergique aux chats. Pour ne plus être allergique, il existe deux solutions. La première est de ne pas s'approcher de félins. La seconde est de placer ses espoirs dans Transgenic Pets (http://www.transgenic-pets.com/), une société de New York qui devrait, d'ici 2003, nous proposer des chats anallergiques. Comme nos félins préférés produisent une protéine à laquelle sont sensibles certaines personnes, la société américaine a décidé d'isoler ladite protéine. Finies donc, les allergies aux matous. À condition cependant de payer près de 1 000 dollars.

Source : Télérama, 11 juillet 2001

LES CENTRES DE RECHERCHE

CREDES

Comment peut-on prédire l'évolution du système de santé français? Ne cherchez pas! Le CREDES observe pour vous et analyse l'évolution des comportements des consommateurs et des producteurs de soins. Les données sont compilées et mises à la disposition du public.

http://www.credes.fr/

Fonds de recherche en santé du Québec

Cet institut « a pour mission de développer la recherche en santé et d'en maximiser les retombées positives sur l'état de santé des individus et de la population, et sur le développement économique du Québec ». Retrouvez sur le site les adresses électroniques des centres et des réseaux de recherche.

http://www.frsq.gouv.qc.ca/

INSERM

L'INSERM est l'Institut national de la santé et de la recherche médicale. Par l'intermédiaire de ce site, vous accédez aux serveurs thématiques d'informations scientifiques.

http://www.inserm.fr/

Instituts de recherche en santé du Canada

Une douzaine d'instituts sont regroupés sur ce site. Tous ont en commun la santé, mais ils couvrent des secteurs différents : santé des Autochtones, le cancer, la génétique, le vieillissement, etc.

http://www.cihr.ca/

Institut de recherches cliniques de Montréal (IRCM)

Créé en 1967, l'IRCM est orienté vers la recherche des causes des maladies, de leur traitement et de leur prévention. Il regroupe une trentaine de laboratoires qui travaillent sur différents thèmes de recherche : le cancer, la bioéthique, le système cardiovasculaire, etc.

http://www.ircm.qc.ca/

Laboratoire de santé publique du Québec

Un laboratoire spécialisé dans les infections : bactériologie, épidémiologie, mycologie, parasitologie, virologie.

http://www.lspq.org/

Toile du Québec

À partir de cette adresse, cliquez sur Centres de recherche. Une trentaine de liens vous y attendent.

http://www.toile.qc.ca/quebec/Sciences_et_sante/Sante/

LE SECOURISME – LES PREMIERS SOINS

Comité international de la Croix-Rouge

Le Comité expose une liste de tous les pays où l'intervention de la Croix-Rouge a été nécessaire. Retrouvez également les actualités, les publications, la galerie de photos ou encore les dossiers thématiques de l'organisme.

http://www.icrc.org/

Croix-Rouge canadienne

C'est en 1859 que le Suisse Henry Dunant a eu l'idée géniale de créer un organisme d'aide aux blessés de guerre. Depuis cette date, de nombreux secouristes aident à la survie, à la sécurité et au bien-être des êtres humains.

http://www.redcross.ca/

Fédération internationale de la Croix-Rouge et du Croissant-Rouge (site en anglais)

Vous vous sentez une âme de volontaire pour secourir les peuples qui ont besoin d'aide ? Alors joignez les rangs de la fédération internationale de la Croix-Rouge, mais avant, prenez le temps d'explorer son site.

http://www.ifrc.org/

Mouvement international de la Croix-Rouge et du Croissant-Rouge

Découvrez cet organisme et les actions qu'il mène afin d'aider les pays sous développés. Lisez également le magazine disponible en ligne.

http://www.redcross.alertnet.org/

Premiers soins

Un site personnel sur lequel se trouvent quelques conseils utiles ayant trait aux premiers soins.

http://www3.sympatico.ca/belglace

Secourisme pratique

Protection, secourir, alerter, voilà des mots que l'on utilise lors d'un accident. Secourisme-Pratique vous dit que faire en cas d'accident. Découvrez les différents types de matériel de secours. Mais ce site vous rappelle que ces quelques conseils ne remplacent en aucun cas une formation aux premiers soins.

http://www.secourisme-pratique.com/

Secrétariat national de recherche et de sauvetage (SNRS)

Le SNRS a pour mandat d'appuyer et de promouvoir les activités du Programme national de recherche et de sauvetage (PNRS). Ce Programme désigne l'ensemble des services de recherche et de sauvetage offerts au Canada par tout organisme ou particulier, quel que soit son domaine d'activité ou son champ de compétence.

http://www.snrs.gc.ca/

Urgences-Santé

Lors d'un accident, il est nécessaire de connaître certaines choses avant d'appeler Urgences-Santé. Nous vous conseillons de lire la trousse d'urgence et d'explorer ce site très complet.

http://www.urgences-sante.qc.ca/

LES ALLOCATIONS FAMILIALES

Agence des Douanes et du Revenu du Canada

Revenu Canada ne fait pas que prendre votre argent. Il en distribue également. Notamment une prestation fiscale pour enfants versée aux familles pour les aider à subvenir aux besoins de leurs enfants.

http://www.ccra-adrc.gc.ca/

Assurance Emploi

Le site de Développement des Ressources Humaines Canada explique très clairement le principe de l'assurance emploi et du numéro d'assurance sociale (NAS).

http://www.hrdc-drhc.gc.ca/ae-ei/assurance-emploi.shtml

OU http://www.hrdc-drhc.gc.ca/sin-nas/010_f.shtml   (pour le NAS)

Centre local d'emploi

Où trouver l'adresse d'un centre local d'emploi? Tout simplement sur ce site, dans la rubrique Où nous trouver?...

http://www.mess.gouv.qc.ca/francais/cle/

La Commission des normes du travail

La Commission des normes du travail vous parle des congés pour événements familiaux (congé de maternité, congé parental).

http://www.cnt.gouv.qc.ca/fr

Les mesures sociales

Le gouvernement du Québec a instauré certaines mesures sociales afin d'aider les familles les moins fortunées. Il s'agit des allocations familiales, des services de garde à coûts minimes, de l'allocation de maternité, etc.

http://www.gouv.qc.ca/Vision/MesuresSociales/AideFamille_fr.html

Prestations de maternité, parentales et de maladie

Si vous avez le courage d'inscrire cette longue adresse, vous accéderez à une page fort détaillée sur les différentes prestations mises en place par l'État. Les données proviennent de Développement des Ressources Humaines Canada.

http://www.hrdc-drhc.gc.ca/ae-ei/pubs/in201_f.shtml

Prestation spéciale d'allaitement

Cette page renseigne les nouvelles mamans sur la procédure à suivre pour obtenir une prestation spéciale d'allaitement.

http://www.mess.gouv.qc.ca/francais/sr_assemp/prestallai.htm

Prestation spéciale de grossesse

Le ministère de l'Emploi et de la Solidarité sociale renseigne les jeunes femmes sur la prestation spéciale de grossesse.

http://www.mess.gouv.qc.ca/francais/sr_assemp/prestgros.htm

Programme APPORT

APPORT signifie Aide aux parents pour leurs revenus de travail. Un site à consulter.

http://www.mess.gouv.qc.ca/francais/sr_apport/

Programme d'Assistance-emploi

Une page qui vous renseignera sur l'assistance-emploi : qu'est-ce que l'assistance-emploi, êtes-vous admissible, comment faire une demande, etc.

http://www.mess.gouv.qc.ca/francais/sr_assemp/index.htm

Régie des rentes

Votre enfant vient de naître et vous ne savez toujours pas quel prénom lui donner ? La Régie a compilé pour vous des statistiques sur les prénoms les plus populaires d'après ceux attribués aux enfants nouveau-nés au cours des quatre dernières années. Mais là n'est pas la fonction principale de la Régie. Cette dernière administre, entre autres, le régime de prestations familiales et assure le paiement de l'allocation familiale et de l'allocation pour enfant handicapé. Ce site contient de nombreux autres détails.

http://www.rrq.gouv.qc.ca/

L'ADOPTION

Accueillons un enfant

Cette association québécoise fondée au début des années 1970 a déjà permis à 2 000 enfants de trouver une famille d'accueil. Elle est reconnue par le ministère de la Santé et des Services sociaux du Québec en tant qu'organisme pouvant œuvrer dans le domaine de l'adoption internationale en pays étrangers, surtout en Haïti.

http://www.accueillons.org/

Adopting.org (site en anglais)

L'adoption n'est pas un acte qui se décide en cinq minutes. Si vous cherchez des conseils sur le sujet, consultez ce site américain.

http://www.adopting.org/

Ces enfants venus de loin...

Adopter un enfant nécessite une connaissance préalable des différentes procédures à suivre. Le site QuébecAdoption vous informe sur la démarche de préadoption, les procédures à suivre, les organismes et les associations du milieu, la postadoption, et vous fournit des témoignages.

http://www.quebecadoption.net/

Conseil d'adoption du Canada (site en anglais)

Si vous êtes à l'affût de conférences données à travers le Canada sur le sujet de l'adoption, le site du Conseil d'adoption du Canada vous dira où et quand y participer.

http://www.adoption.ca/

CYFC AdoptInfo (site en anglais)

AdoptInfo est un ensemble d'informations, de recherches et d'opinions relatives à l'adoption et aux questions que se posent les familles adoptives.

http://www.cyfc.umn.edu/Adoptinfo/

Mouvement Retrouvailles

Il arrive que l'on perde la trace de parents ou d'enfants au cours de notre vie. Mouvement Retrouvailles gère une banque de données de plus de 12 000 noms de personnes cherchant leurs parents ou leurs enfants.

http://www.mouvement-retrouvailles.qc.ca/

National Adoption Center (site en anglais)

Actuellement, ce sont 120 000 jeunes vivant aux États-Unis qui réclament une famille d'accueil. Le site comporte des précisions sur certains enfants ainsi que leurs photos.

http://www.adopt.org/

LA RETRAITE

L'Observatoire des Retraites (OR)

L'Observatoire des Retraites apporte aux médias et aux responsables politiques une meilleure compréhension des différents systèmes de retraite en Europe. Lisez *La Lettre de l'OR*, les chiffres de la retraite ainsi que les dossiers et actualités.

http://www.observatoire-retraites.org/

Régie des rentes

Outre le fait qu'elle administre le régime de prestations familiales, la Régie des entes offre également aux travailleurs qui ont suffisamment cotisé au régime de rentes du Québec une protection financière de base au moment de la retraite, du décès ou en cas d'invalidité. La Régie s'assure également que les régimes privés de retraite sont administrés et fonctionnent selon la loi. Un site assez exhaustif.

http://www.rrq.gouv.qc.ca/

Régime de rentes du Québec

Avoir cotisé de nombreuses années au régime d'assurance public garantit aux travailleurs et à leurs proches une protection financière de base lors de la retraite, du décès ou en cas d'invalidité. Retrouvez tous les détails sur le site.

http://www.rrq.gouv.qc.ca/fr/rente/rente.htm

Les retraites dans le monde

Si vous désirez connaître les structures mises en place dans plusieurs pays du monde pour tout ce qui a trait aux retraites, vous devez aller sur ce site. Des dossiers complets vous expliquent les différents fonctionnements.

http://itinerant.qc.ca/retraite_autres.html

LES AÎNÉS

55Net

55Net est un portail conçu spécialement pour les aînés, afin de briser l'isolement et de faciliter les échanges. Le site est divisé en trois rubriques principales : mode de vie, santé et finances. La partie Ressources n'est pas à négliger non plus.

http://www.55net.com/

American Association of Retired Persons (AARP) *(site en anglais)*

Voilà un site d'information américain pour les plus de 50 ans. Il contient une rubrique santé très étoffée.

http://www.aarp.org/

Conseil des aînés

Le Québec comptait, au 1er juillet 2000, 2,2 millions de personnes âgées de plus de 50 ans (selon Statistique Canada). Vous comprendrez alors aisément l'existence et l'importance du Conseil des aînés.

http://www.conseil-des-aines.qc.ca/

Cyberpapy

Cyberpapy est un site de soutien scolaire en ligne. Vous êtes fort en mathématiques, en lettres, en histoire-géographie, en sciences physiques, en langue, en philosophie? Vous voulez aider à faire des exposés? Alors vous pouvez aider des jeunes à faire leurs devoirs au moyen d'Internet.

http://www.cyberpapy.com/

Les internautes Poivre&Sel

Que ceux qui pensent que les aînés sont réfractaires aux nouvelles technologies se ravisent! Au Québec, nous vous offrons la preuve que les plus de 50 ans sont «dans le vent», autrement dit, sont hyperbranchés!

http://www.poivresel.qc.ca/

Le réseau d'information des aînées et aînés du Québec

Une douce musique entraînante vous accueille dès votre arrivée sur cette source de renseignements incontournable pour les aînés du Québec.

http://communautic.uqam.ca/webriaq

Le seniornaute

C'est le site de toutes les maisons de retraite de France.

http://www.seniornaute.com/

Senior Planet

Senior Planet est un site dynamique pour les aînés branchés!

http://www.seniorplanet.fr/

ThirdAge (site en anglais)

Pour naviguer sur ce site, nos aînés devront être branchés mais aussi parler anglais.

http://www.thirdage.com/

LA FAMILLE

Banque de données de la recherche sur la famille québécoise

Si vous réalisez une étude sur la famille au Québec et que vous êtes à l'affût de documentation, ne cherchez plus! Famili@ est une banque de données qui rassemble quelque 3 350 fiches bibliographiques. Il s'agit de documents publiés entre 1980 et 1999.

http://familia.inrs-ucs.uquebec.ca

Comité de la Semaine québécoise des familles

Savez-vous que tous les ans, en mai, a lieu la semaine québécoise des familles? De nombreuses activités sont organisées dans le cadre de cet événement. Pourquoi ne pas y participer?

http://pages.infinit.net/sqf/

Conseil de développement de la recherche sur la famille du Québec (CDRFQ)

Un bulletin de liaison et des actes de symposium sont publiés régulièrement par cet organisme de recherche.

http://www.uqtr.uquebec.ca/cdrfq/

Le Conseil de la famille et de l'enfance

Sachez que cet organisme gouvernemental est doté d'un centre de documentation spécialisé sur le thème de la famille et de l'enfance. Cependant, des publications sont en libre accès sur le site.

http://www.cfe.gouv.qc.ca/

Fédération des unions de familles

Regroupement d'organismes communautaires, cette fédération contribue à assurer la place de la famille dans la société, qu'il s'agisse de familles biparentales, monoparentales ou recomposées.

http://www.cam.org/fuf/

Familis : une organisation mondiale pour les familles

«Un lieu et un lien au service des familles du monde.» Le calendrier des activités vous informe des dates des symposiums, des conférences, des tables rondes, des expositions, des colloques, des rencontres, des journées de réflexion qui ont lieu à travers le monde sur le thème de la famille. N'oubliez pas de consulter la banque de données.

http://www.familis.org/

Santé Canada

De l'art d'être parent en passant par la grossesse et la violence dans la famille, on trouve des dizaines de ressources thématiques sur le site de Santé Canada.

http://www.hc-sc.gc.ca/francais/

LES ENFANTS

BabyGlobe

Un répertoire complet de sites Web pour les parents.

http://www.annuaire-des-parents.com/

Centre d'information sur la santé de l'enfant de l'hôpital Sainte-Justine

Rien à dire. Il faut le voir. Un vrai trésor.

http://www.hsj.qc.ca/CISE/

Le coin des enfants de la clinique du Parc Saint-Lazare

Si votre enfant vous pose des questions sur sa future opération, il est important de lui répondre. C'est pourquoi la clinique du Parc Saint-Lazare vous aide à lui fournir les bonnes réponses. L'hôpital ne ressemblera pas à un mauvais souvenir, car il est même possible de s'y divertir.

http://www.clparc-beauvais.fr/Ref/enfant.htm

Le Conseil permanent de la jeunesse

Cet organisme est géré par des jeunes de 15 à 30 ans. Ces derniers conseillent le Gouvernement du Québec sur les questions qui concernent la jeunesse et parviennent ainsi à promouvoir et à défendre les intérêts des jeunes. Original, non ?

http://www.cpj.gouv.qc.ca

Guide de pédiatrie

Avant de consulter un pédiatre, vous pouvez dans un premier temps consulter ce guide de pédiatrie (mais rien ne remplace l'être humain !). Ce dernier pourrait répondre à certaines de vos interrogations concernant votre enfant, mais aussi à tout ce qui concerne le monde de l'enfant.

http://www.cs-i.com/pediatrie/GPublic/sommaiGP.htm

Petit Web

Les vaccinations, l'allaitement, les allergies de l'enfant, le surpoids et l'obésité, l'accouchement, l'échographie, la fertilité, la stérilité, etc. Un site sur tout ce qui touche l'enfant.

http://www.petitweb.com/

Société canadienne de pédiatrie

Cette association nationale défend les intérêts des enfants et des adolescents en matière de santé. Vous pouvez facilement vous abonner au Journal de la société canadienne de pédiatrie ou consulter les articles en format pdf à partir du site.

http://www.cps.ca/

LES GARDERIES

Ministère de la Famille et de l'Enfance

Les centres de la petite enfance et les services de garde en milieux scolaires n'auront plus de secret pour vous après consultation de ce site. Et si vous recherchez une adresse, n'oubliez pas de consulter le répertoire des centres de la petite enfance.

http://www.mfe.gouv.qc.ca/

DRHC – Les enfants et les jeunes

Le site de Développement des ressources humaines du Canada offre une page de liens qui renvoient vers les services de garde, les prestations pour enfants, etc.

http://www.hrdc-drhc.gc.ca/menu/jeunesse-enfant.shtml

Enfant & Famille Canada

Une cinquantaine d'organisations canadiennes sont rassemblées sur ce site gouvernemental. Le sujet principal reste l'enfance et la famille. Vous y trouverez quantité de liens vers les services de garde.

http://www.cfc-efc.ca/

LES PERSONNES HANDICAPÉES

CAMO

Le CAMO est le comité d'adaptation de la main-d'œuvre pour personnes handicapées. Sa mission est de favoriser l'accès au marché du travail et d'assurer le maintien en emploi des personnes handicapées.

http://www.camo.qc.ca/

Conseil canadien de la réadaptation et du travail

Le Conseil canadien de la réadaptation et du travail soutient l'emploi équitable des personnes handicapées. Prenez connaissance des programmes et des services offerts par cet organisme.

http://www.ccrw.org/

Handicap International

Cette association basée à Lyon, en France, a vu le jour en 1982 et son influence est désormais internationale. Lisez *Déclic*, le magazine de la famille et du handicap, publié par l'association. Et n'oubliez pas d'aller faire un tour du côté de icom', le centre informatique pour les personnes handicapées.

http://www.handicap-international.org/

Office des personnes handicapées du Québec

Un site très complet qui comporte notamment une rubrique de liens très complète. Cette dernière concerne la déficience intellectuelle, du psychisme, du langage et de la parole, auditive, visuelle, organique, motrice. La rubrique Informations générales n'est pas à négliger non plus.

http://www.ophq.gouv.qc.ca/

Réseau Handicap

Un site pour être au courant de tous les programmes offerts par tous les gouvernements des provinces du Canada. Choisissez une province puis un sujet. Cela peut être l'éducation, l'emploi, la santé, les soutiens financiers, les soutiens personnels, les transports. Tous ces sujets concernent évidemment les personnes handicapées.

http://www.reseauhandicap.ca/

LES PERSONNES NON VOYANTES

Audiothèque

Le rôle de l'Audiothèque est de rendre accessibles les données écrites aux handicapés n'ayant pas accès au monde de l'écrit.

http://www.audiotheque.net/

Blind Life, La vie des aveugles

Un aveugle peut être accordeur de piano, psychologue, avocat ou informaticien. Vous ne connaissez pas le monde des aveugles et vous aimeriez en savoir plus à leur sujet? Le site Blind Life explique très bien comment les aveugles «voient» la vie.

http://www.blindlife.ch/

Braille Net

BrailleNet a été conçu pour favoriser l'utilisation d'Internet dans l'éducation scolaire, universitaire et la formation professionnelle des personnes handicapées visuelles. Un très bon projet.

http://www.braillenet.jussieu.fr/

Centre hospitalier de Rouen

Le site du CHU de Rouen est décidément un incontournable en matière de santé. Cette page sur les non-voyants vous renvoie vers d'autres sites : associations, bibliothèques, périodiques, fédérations, instituts, guides-ressources, enseignement et éducation, rééducation. Consultez également les liens relatifs à la cécité et aux troubles de la vision.

http://www.chu-rouen.fr/ssf/indiv/malvoyants.html

Handicap Zéro

Des internautes aveugles ? Eh bien oui ! Vous ne nous croyez pas ? Eh bien vérifiez le travail que réalise Handicap Zéro en parcourant son site Web.

http://www.handicapzero.org/

Institut national canadien pour les aveugles

La principale vocation de cet institut est d'accroître l'accès et de soutenir l'intégration des personnes aveugles, handicapées visuelles ou sourdes-aveugles en milieu du travail canadien».

http://www.cnib.ca/

Institut Nazareth et Louis-Braille

Ce célèbre et dynamique institut québécois vous dévoile ses secrets : une bibliothèque spécialisée, un centre de documentation et une ludothèque, des services de réadaptation, etc. Et vous pouvez même apprendre l'alphabet en braille. Un site incontournable.

http://www.inlb.qc.ca/

Ligne de vue

Comment font les aveugles pour reconnaître leur monnaie ? Est-ce que les aveugles jouent aux cartes ? Comment les aveugles font-ils la cuisine ? Comment font-ils pour savoir l'heure ? Vous vous posez toutes ces questions ? Eh bien, les réponses sont indiquées sur le site Ligne de vue.

http://www.lignedevue.org/

Le typhlophile

Le philosophe Joseph Joubert disait «Ferme les yeux et tu verras». Depuis l'époque de Louis Braille, beaucoup de changements ont eu lieu pour intégrer les personnes atteintes de déficience visuelle.

http://www.typhlophile.com/

Union francophone des aveugles

Basée à Longueuil, cette association a été constituée en 1984. Son but est de regrouper des associations et des organismes préoccupés par le mieux-être des personnes aveugles et malvoyantes de la francophonie. Participez au groupe de discussion en déficience visuelle NetCécité.

http://www.cam.org/~ufa/

Union mondiale des aveugles (UMA)

Cet organisme est la voix de plus de 50 millions de personnes aveugles et malvoyantes sur la planète. L'UMA s'est promis de promouvoir l'égalité et l'intégration sociale de ces dernières.

http://umc.once.es/

Voir Plus

Tout sur les produits adaptés pour les personnes handicapées visuelles (bibliothèques, livres, revues). Le site comporte également des liens vers des associations, l'emploi, le domaine médical, l'éducation, etc.

http://www.voirplus.net/

LES ORGANISMES D'AIDE

Aide aux victimes d'actes criminels

Après avoir courageusement inscrit dans votre fureteur toute cette longue adresse, vous apprendrez que le gouvernement provincial a prévu des mesures visant à aider et à indemniser les victimes d'actes criminels.

http://www.gouv.qc.ca/Vision/MesuresSociales/AideVictimesActesCriminels_fr.html#services

Alcooliques anonymes

Cette association est née en 1935 et a déjà aidé plus de deux millions de personnes alcooliques. Le site répond à toutes les questions que l'on peut se poser au sujet de cette structure.

http://www.alcoholics-anonymous.org/

Armée du Salut

Cet organisme plus que centenaire est inestimable pour les plus défavorisés. Chaque année, l'Armée du Salut aide les sans-abri, les adultes à alphabétiser, les familles dans le besoin, etc.

http://www.armeedusalut.ca/

Association des intervenants en toxicomanie du Québec

Un certain nombre de mesures ont été mises en place afin de sensibiliser le public au phénomène de la toxicomanie. Il s'agit par exemple de livres, de cédéroms, de guides, de jeux (des jeux éducatifs, des jeux interactifs), de répertoires, de trousses, de vidéos, mais aussi de la revue *L'Intervenant*.

http://www.aitq.com/

Centre canadien de lutte contre l'alcoolisme et les toxicomanies

La mission de cet organisme est de diminuer les méfaits liés à l'usage de l'alcool, du tabac et des autres drogues.

http://www.ccsa.ca/cclat.htm

Centre canadien de ressources pour les victimes de crimes

Les provinces canadiennes ont mis en place des programmes d'indemnisation des victimes d'actes criminels. Prenez connaissance des critères pour bénéficier de ces indemnisations.

http://www.crcvc.ca/

Centre d'aide aux victimes d'actes criminels (CAVAQ)

Au Québec, qu'est-ce qu'un acte criminel? Cela peut être une agression, un vol par effraction... Le CAVAQ aide les victimes à affronter les conséquences physiques, psychologiques, sociales et matérielles de ces événements.

http://iquebec.ifrance.com/cavacmcq/

Centre de référence du Grand Montréal

Cet organisme vous informe gratuitement sur la santé, le bien-être ou les loisirs.

http://www.info-reference.qc.ca/

Centre de toxicologie du Québec

Découvrez ce centre en furetant sur son site. Et s'il vous manque des précisions, allez voir du côté de l'informathèque ou consultez le *Bulletin toxicologique*. Celui-ci est accessible en format pdf.

http://www.ctq.qc.ca/

Fédération québécoise des centres de réadaptation pour personnes alcooliques et autres toxicomanes

Les joueurs compulsifs trouveront de l'aide pour combattre leur dépendance aux jeux.

http://www.fqcrpat.qc.ca/

Info-Tabac

La cigarette ou pas? Voici un problème épineux! On pourrait débattre du sujet pendant des heures. Quoi qu'il en soit, Info-Tabac a choisi d'aider les gens qui veulent arrêter de fumer. Le site donne même la liste des restaurants sans fumée au Québec.

http://www.arrete.qc.ca/

Narcotiques Anonymes

Ce site officiel de Narcotiques Anonymes est celui de la région du Québec. Un service par courriel ou par téléphone a été instauré pour répondre aux personnes qui s'interrogent sur les sujets liés à la drogue. L'autre solution consiste à assister à des réunions, mais toujours de façon anonyme.

http://www-mtl.look.ca/~naquebec/

LES ORGANISMES D'AIDE POUR LES JEUNES

Agression sexuelle

À peine 10 % des agressions sexuelles sont signalées à la police. C'est un sujet difficile à aborder, mais des professionnels et des organismes existent pour aider les jeunes à affronter ce problème. Lisez bien les différentes parties de ce site.

http://www.agressionsexuelle.com/

Association des centres de jeunesse du Québec

Le site vous rappelle que «si vous connaissez un enfant ou un jeune qui est victime de mauvais traitements physiques ou d'abus sexuels, vous devez signaler cette situation sans tarder au directeur de la protection de la jeunesse de votre région».

http://www.acjq.qc.ca/

Centres jeunesse

Créés pour aider les jeunes en difficulté ainsi que leurs parents, ces centres jeunesse sont présents dans plusieurs régions du Québec.

À Montréal :

http://www.mtl.centresjeunesse.qc.ca/

Mauricie et Centre-du-Québec :

http://www.cjmbf.com/

À Québec :

http://www.centrejeunessedequebec.qc.ca/

Saguenay–Lac-Saint-Jean :

http://www.cjsaglac.qc.ca/

Coalition canadienne pour les droits des enfants

La Convention des Nations Unies relative aux droits de l'enfant reconnaît ce dernier comme sujet devant jouir de droits humains fondamentaux. La Coalition canadienne pour les droits des enfants veille à faire respecter ce principe.

http://www.rightsofchildren.ca/

Commission des droits de la personne et des droits de la jeunesse

Jetez un coup d'œil à la rubrique «La protection de la jeunesse», où l'on vous informe des droits spécifiques que l'on reconnaît aux enfants.

http://www.cdpdj.qc.ca/

Détresse.com

Un site dédié tout spécialement aux adolescents en détresse ou qui veulent aider d'autres adolescents. Détresse.com leur apporte soutien, conseils, aide et renseignements utiles. Un site très dynamique.

http://www.detresse.com/

Journée nationale de l'enfant

Que se passe-t-il le 20 novembre de chaque année? C'est la Journée nationale de l'enfant. C'est le moment pour les enfants de connaître leurs droits… et cela peut se faire par le biais de jeux.

http://www.hc-sc.gc.ca/hppb/english/index.html

Ligue pour le bien-être de l'enfance du Canada

Cette ligue canadienne prône le bien-être des enfants en proie à la pauvreté, aux mauvais traitements et au délaissement.

http://www.cwlc.ca/

PRIMASE

Partenariat de recherche et d'intervention en matière d'abus sexuel à l'endroit des enfants. Mais qu'est-ce au juste que l'abus sexuel à l'endroit des enfants? Primase vous explique tout.

http://www.primase.qc.ca/

Tel-Jeunes

Une très bonne source pour les jeunes qui éprouvent des difficultés, qui se posent des questions ou encore qui veulent aider leurs camarades à s'en sortir. Différentes rubriques parlent de la drogue, de la toxicomanie, des relations amoureuses, de l'avortement, du suicide, de la violence, etc.

http://www.teljeunes.com/

La Violence

Agrémenté de chiffres, ce site évoque le sujet de la violence et de ses origines. De nombreux exemples accompagnent le portrait des différentes sortes de violences. Ce site donne également les coordonnées des organismes à contacter en cas de besoin.

http://www.msss.gouv.qc.ca/violence/violence.html

LES CENTRES DE DOCUMENTATION SPÉCIALISÉS

Association des bibliothèques de la santé affiliées à l'Université de Montréal

Vous êtes sur la page du catalogue collectif des périodiques. Si vous cherchez une revue médicale, utilisez l'index alphabétique et vous saurez dans quelle bibliothèque est localisé le magazine que vous recherchez.

http://www.bib.umontreal.ca/ABSAUM/

Association québécoise des archivistes médicales

Voici une association qui gère les données socio-médico-administratives. Le site présente le métier d'archiviste médical et évoque la protection des renseignements personnels par rapport aux nouvelles technologies de l'information.

http://www.aqam.ca/

Banque de données RÉFLEXES

Réflexes est une banque de données bibliographiques. Il s'agit d'un outil de repérage et d'identification des publications produites par le réseau de la santé et des services sociaux.

http://www.santemontreal.qc.ca/fr/banqdonnees

Bibliothèque de médecine de l'Université Libre de Bruxelles

Cette bibliothèque recense quelque 150 liens de périodiques en ligne.

http://www.bib.ulb.ac.be/Bcm/

Bibliothèque médicale de l'hôpital Maisonneuve-Rosemont

La bibliothèque compte 1 800 monographies et près de 600 titres de périodiques dont la plupart disposent d'un lien Internet. N'oubliez pas de jeter un coup d'œil à la rubrique des Hyperliens, car celle-ci regorge de bonnes adresses ainsi que d'autres liens vers des bibliothèques.

http://biblio.hmr.qc.ca/

Centre canadien de documentation sur le VIH/sida

Ce centre, situé à Ottawa, fournit à toute personne qui le souhaite des précisions sur la prévention du VIH/sida et sur les soins afférents à ce dernier.

http://www.clearinghouse.cpha.ca/

Centre de documentation de la CSST (Commission de la santé et de la sécurité du travail)

Le catalogue en ligne de ce centre de documentation permet de savoir si tel ou tel ouvrage est disponible à la CSST.

http://centredoc.csst.qc.ca/

Institut canadien d'information sur la santé

L'objectif de cet institut est de déterminer les besoins en matière de santé, de traiter et de gérer ceux-ci afin d'alimenter des bases de données.

http://www.cihi.ca/

Réseau québécois Biblio-Santé

Inutile de chercher une autre adresse sur la Toile, l'ASTED a réalisé une liste complète des bibliothèques spécialisées au Québec. Un très bon travail.

http://www.asted.org/sante/index_type.html

OU http://www.asted.org/sante/index_region.html

SantéCom

SantéCom est une base de données bibliographiques. Elle répertorie 13 000 monographies et rapports traitant de la santé publique. Des index et moteur de recherche contribueront facilement à trouver ce que vous cherchez. La collection de signets, bases de données et guides de SantéCom est assez impressionnante.

http://www.santecom.qc.ca/

Quelques chiffres sur la santé par Internet

- Près de 100 millions d'Américains consultent de l'information médicale dans Internet, en moyenne trois fois par mois.
- 42 % des médecins américains travaillent dans des cabinets disposant d'un site Web. En décembre dernier, plus de 55 % des praticiens naviguaient sur le réseau des réseaux quotidiennement.
- Selon la Health on the Net Foundation, plus de 60 % des personnes recherchant de l'information sur la santé dans Internet sont âgées de plus de 40 ans (données de juin 1999).
- 47 % des internautes qui utilisent des sites sur la santé estiment que le réseau des réseaux a eu une influence sur les décisions qu'ils ont prises dans ce domaine.
- Si 24 % des internautes se rendent directement sur les sites traitant de la santé, 52 % préfèrent rechercher par l'intermédiaire d'un portail ou d'un moteur de recherche et 16 %, dans des sites généralistes qui contiennent une section sur la santé.

LES RÉPERTOIRES DANS INTERNET

Achoo (site en anglais)

Achoo est un répertoire nord-américain qui a pensé à tout. Que ce soit sur le plan de la finance et des affaires, des maladies, des organisations ou encore de la santé : tout y est.

http://www.achoo.com/

Atoute

Cet outil vous donne les références de moteurs de recherche qui vous aideront à trouver des renseignements dans les domaines de la médecine, de la santé et des médicaments. La sélection de documents médicaux regroupe des liens vers des informations médicales francophones.

http://www.atoute.org/

CISMEF, catalogue et index des sites médicaux francophones

Le CHU de Rouen a rassemblé les principaux sites francophones dans le domaine de la santé. Une mine d'or.

http://www.chu-rouen.fr/cismef

GeneRique.net

GeneRique.net est un moteur de recherche et répertoire de sites médicaux pour la communauté scientifique médicale francophone.

http://www.generique.net/

MedExplorer (site en anglais)

MedExplorer est un répertoire composé d'une trentaine de rubriques, le tout accompagné d'un moteur de recherche.

http://www.medexplorer.com/

Nomade

Nomade dispose d'une rubrique Famille et santé assez complète.

http://www.nomade.fr/cat/famille_sante/sante/

LES REVUES ET JOURNAUX MÉDICAUX

Biorganic magazine

Tout savoir pour se nourrir bio : alimentation, culture, santé et beauté, agir.

http://www.biorganic-mag.com/

Critique et Pratique

Retrouvez sur ce site tous les articles de la chronique hebdomadaire Critique et Pratique du journal *L'Actualité médicale*.

http://www.crsfa.ulaval.ca/umf/

Flash Santé

Flash Santé est la revue électronique de Santé Canada. Une présentation très dynamique.

http://www.hc-sc.gc.ca/flash/

Le Généraliste

Les mots-clés de ce site sont : profitez (des petites annonces), échangez (grâce à un forum), retrouvez (des articles parus), partagez (des fiches de support), découvrez (des ouvrages médicaux), contactez (la rédaction pour formuler votre opinion).

http://www.legeneraliste.presse.fr/

Interactive santé

Imaginez que chaque jour votre quotidien n'évoque qu'un seul et unique sujet : la santé. C'est le cas d'Interactive santé qui ravira les passionnés d'information médicale : innovation, pages grand public, professionnels, offres d'emploi.

http://www.interactive-sante.com/

Journal de l'Association médicale canadienne

Consultez les données en ligne mais également les archives de plusieurs années !

http://www.cma.ca/cmaj-f/

Magazine e-santé

Des articles détaillés et des conseils sur... la santé !

http://www.e-sante.net/

Medcost : le magazine de la médecine électronique

Medcost est un magazine sur la santé et les systèmes d'information médicaux : des chiffres, l'aspect juridique, l'industrie pharmaceutique, le dossier médical, la télémédecine, l'économie, etc.

http://www.medcost.fr/

Medito

Un vaste site sur lequel on a tendance à se perdre, mais qui est néanmoins riche en contenu.

http://www.medito.com/

Le Quotidien du médecin

Malgré le fait qu'il faille être inscrit pour accéder au contenu informatif de ce site, vous pouvez tout de même accéder à quelques articles.

http://www.quotimed.com/

Réseau canadien pour la santé des femmes

Par et pour les femmes. Messieurs, passez votre chemin !

http://www.cwhn.ca/

La revue de la médecine générale

En revanche, pour cette revue, vous devez vous acquitter d'un droit d'inscription pour accéder aux données. À défaut de paiement, seuls les grands titres vous sont offerts.

http://www.rmg.ssmg.be/

Santé Magazine

Avez-vous déjà feuilleté la revue *Santé Magazine*? Eh bien, voici sa version électronique.

http://www.sante-mag.com/

LES LISTES ET FORUMS DE DISCUSSION

Espace infirmier.com

La liste de discussion des infirmiers et infirmières français.

http://www.espaceinfirmier.com/listedif/liste.php

Forums de discussion de InfiWeb

Soins infirmiers, domaine médical, paramédical… Exprimez-vous !

http://www.infiweb.org/infos-professionnelles/forums/forum.html

Francopholistes

Le site des Francopholistes regroupe un grand nombre de listes de diffusion, notamment dans le secteur de la santé. Pour y accéder, il suffit de taper le mot-clé SANTÉ dès la page d'accueil et une quarantaine de listes vous seront proposées.

http://www.francopholistes.com/

InfiLib

InfiLib est la liste de discussion des infirmières et infirmiers libéraux français.

http://www.infilib.org/

ACSAN

Et pour finir, voici la liste de l'association des cadres de santé en formation et en exercice (ACSAN).

http://www.multimania.com/ca1998/ListeDiscussion.html

LES ORGANISMES MONDIAUX

Association médicale mondiale

Constituée en 1947, l'association comptait alors 27 pays membres. Aujourd'hui, ce sont 70 pays qui œuvrent pour une harmonisation des normes d'éthique médicale et de compétences professionnelles afin d'améliorer la qualité de la vie de tous les peuples du monde.

http://www.wma.net/

Centre de coopération internationale en santé et développement (CCISD)

Engager une lutte contre le sida et les infections transmises sexuellement, sensibiliser les femmes au sujet de la reproduction, améliorer les services de santé primaires sont quelques-une des missions que s'est donné le CCISD.

http://www.ccisd.org/

Organisation de coopération et développement économiques (OCDE)

Il est inutile de présenter l'OCDE, mais sachez que vous pouvez trouver sur son site des statistiques, de la documentation, des thèmes largement développés et les travaux spécialisés menés par l'organisation.

http://www.oecd.org/

Organisation mondiale de la santé (OMS)

Grâce aux «thèmes de santé de A à Z», accédez directement à l'information recherchée.

http://www.who.int/

Organisation panaméricaine pour la santé (site en anglais)

Retrouvez sur ce site des renseignements sanitaires généraux pour chaque pays, la liste des publications accessibles en format pdf, des statistiques détaillées ainsi que des bases de données, des communiqués de presse, etc. Un vaste site.

http://www.paho.org/

Réseau francophone international pour la promotion de la santé

Une trentaine de pays de la francophonie partagent leurs opinions à propos de la santé : renforcement de l'action communautaire, échange d'expériences, etc.

http://www.refips.org/

LES ORGANISMES EUROPÉENS

Association européenne d'acupuncture

Cette association rassemble tous les professionnels européens de cette médecine traditionnelle chinoise.

http://www.aea-org.com/

Comité permanent des médecins européens

Il s'agit d'une organisation internationale représentant les associations nationales de médecins des pays de l'Union européenne.

http://www.cpme.be/

Union européenne des médecins généralistes (site en anglais)

Un site conçu pour des professionnels, mais sur lequel vous pourrez lire quelques textes concernant le système médical des différents pays d'Europe.

http://www.uemo.org/

Union européenne des médecins spécialistes

Basé à Bruxelles, cet organisme qui rassemble des médecins des pays européens souhaite améliorer la qualité de la pratique de la médecine spécialisée.

http://www.uems.be/

DU CÔTÉ DE LA BELGIQUE...

Académie Royale de Médecine de Belgique

Cet établissement public fondé en 1841 est à découvrir.

http://www.acad-roy-med-belg.org/

Art de guérir

On parle aussi du dossier médical informatisé en Belgique. Par ailleurs, ce site comporte de très nombreux liens.

http://www.health.fgov.be/AGP/

Centre belge d'information pharmacothérapeutique

Retrouvez le répertoire commenté des médicaments et des informations sur les médicaments.

http://www.cbip.be/

InfoSanté

Si vous recherchez des statistiques sur le système de santé en Belgique, vous êtes à la bonne adresse.

http://www.sesa.ucl.ac.be/INFOSANTE/

LaSanté

Un site très complet constitué d'un répertoire d'adresses électroniques, de dossiers et d'informations sur la santé des enfants, les assurances, les entreprises pharmaceutiques ainsi que les différents acteurs de la santé en Belgique.

http://www.lasante.net/

MediBel-Net

C'est le nom du site du ministère des Affaires sociales, de la Santé publique et de l'Environnement. À découvrir.

http://www.health.fgov.be/

Medinet

Medinet est le portail santé en Belgique : pour les bébés, enfants, adolescents, femmes, hommes, aînés.

http://www.medinet.be/

Ordre des médecins

Des informations administratives et le code de déontologie médicale du Conseil national de l'Ordre des médecins.

http://www.ordomedic.be/

Sécurité sociale en Belgique

Des chiffres, des publications, des guides… sur la sécurité sociale en Belgique.

http://securitesociale.fgov.be/

DU CÔTÉ DE LA FRANCE...

Banque de données Santé publique

Différents produits et services sont regroupés sur ce site : base de données, répertoire d'experts, agenda de colloques, articles de revues, etc.

http://www.bdsp.tm.fr/

Conseil national de l'Ordre des médecins

Découvrez le site du Conseil national de l'Ordre des médecins. Recherchez le nom d'un thérapeute dans l'annuaire des médecins. Lisez le bulletin de l'Ordre. Relisez le code de déontologie.

http://www.conseil-national.medecin.fr/

France Pratique

Ce portail développe des dossiers très intéressants et très complets, notamment sur la sécurité sociale et la santé.

http://www.pratique.fr/

Haut comité de la santé publique

Un site constitué pour ceux qui veulent des données précises sur l'état de la santé en France. Il est possible de recevoir directement les données par courrier électronique.

http://hcsp.ensp.fr/hcspi/explore.cgi/accueil

Ministère de l'Emploi et de la Solidarité

Le site est divisé en six rubriques : santé, social, emploi, ville, économie solidaire et famille enfance. La dernière rubrique parle des droits (enfance, maternité, mariage, divorce), des prestations accordées aux familles et de l'action sociale. N'oubliez pas de jeter un coup d'œil à la rubrique «Les dossiers».

http://www.emploi-solidarite.gouv.fr/

Santé.fr

Le portail de la santé en France. Choisissez l'institution publique qui vous intéresse et vous serez immédiatement transporté vers son site. Par exemple : l'Agence française de sécurité sanitaire des produits de santé ou encore le Comité français d'éducation pour la santé.

http://www.sante.fr/

DU CÔTÉ DE LA SUISSE...

Edicom

La section santé du média interactif suisse Edicom propose de nombreux articles sur différents sujets (digestion, cœur, articulations, système nerveux, etc.), ainsi que dans les domaines de la psychologie et des médecines parallèles.

http://www.edicom.ch/sante/

Fondation suisse pour la promotion de la santé

Le but de la Fondation 19 est que toute personne vivant en Suisse soit en bonne santé. Consultez les programmes et les projets développés par cette fondation.

http://www.promotiondelasante.ch/

Maison santé pour tous

On entend souvent parler de l'environnement extérieur. Mais qu'en est-il de l'environnement intérieur, plus précisément l'environnement dans la maison ? On parle ici de l'oxygène, de la fumée de cigarette, des animaux, du taux d'humidité, des déchets, etc.

http://www.ge.ch/maisonsante

MedHyg

Que se passe-t-il en Suisse dans le domaine de la santé ? Lisez aussi les dernières infos.

http://www.medhyg.ch/mh/

Office fédéral de la santé publique

Le site est bref, mais on y trouve des thèmes bien documentés sur de nombreuses maladies.

http://www.admin.ch/bag/f/

Office fédéral des assurances sociales (OFAS)

Un site pour tout savoir sur les assurances sociales, l'assurance invalidité, les prestations complémentaires, l'assurance maladie, l'assurance accident, etc.

http://www.bsv.admin.ch/

Prévention

Les deux points forts de ce site sont les innombrables liens vers d'autres sites de santé et les brochures évoquant des sujets tels que l'alcoolisme, le cancer, les accidents, les maladies cardiovasculaires, etc.

http://www.prevention.ch/

La santé sur Internet

Un point de rencontre entre patients/particuliers et professionnels médicaux.

http://www.hon.ch/

Suisse-Santé

Chers Suisses, à partir de la carte géographique de la page d'accueil, cliquez sur le comté qui vous concerne et vous en saurez plus sur ce qui se passe dans votre région dans le domaine de la santé.

http://www.suisse-sante.ch/

LES INCLASSABLES

Centre interuniversitaire d'études démographiques

Il y a trop de Chinois en Chine et pas assez de Québécois au Québec... Il est important de suivre les aspects démographiques, sociaux et économiques des différents peuples. Voilà l'une des missions des chercheurs du centre interuniversitaire d'études démographiques.

http://www.cied.umontreal.ca/

Institut de la statistique du Québec

Si un jour on vous demande quel est le taux de mortalité et de natalité au Québec, servez-vous de ce site qui regorge de statistiques !

http://www.stat.gouv.qc.ca/

Pratique médicale fondée sur les preuves scientifiques

Un site du Département de médecine familiale de l'Université Laval. Retrouvez un répertoire critique de sites Web qui indiquent de l'information médicale (guides pratiques, résumés d'articles, revues, etc). Un forum permet aux professionnels de la santé d'échanger leurs points de vue.

http://www.medecine.quebec.qc.ca/

Réseau québécois de villes et villages en santé

Cent quarante municipalités québécoises font partie de ce réseau. Il s'agit pour une ville d'améliorer concrètement la qualité de vie de ses citoyens en créant par exemple des popotes roulantes, des cuisines collectives, etc.

http://www.rqvvs.qc.ca/

La santé dans le monde

Vous voulez vous impliquer bénévolement au sein d'une organisation non gouvernementale ou encore dans un pays en développement ? Contactez l'ACDI.

http://www.acdi-cida.gc.ca/sante.htm

SOS Net

Cliquez sur la question placée dans la colonne de gauche et vous obtiendrez la réponse dans la colonne de droite. Divers sujets sont abordés : l'hépatite C, l'amiante, la responsabilité médicale, etc.

http://sos-net.eu.org/medical/

Telemedicine.org

Une page d'accueil très futuriste pour vous présenter une pratique médicale s'appuyant sur de nouveaux outils: la téléconsultation, la télésurveillance, la téléchirurgie, la téléformation, des techniques qui abolissent les distances!

http://www.telemedecine.org

Bibliographie

BENOÎT-BROWAEYS, Dorothée, *La bioéthique*, Toulouse, Éditions Milan, 2000 (Les essentiels Milan), 64 p.

BRETON, Sue, *La dépression*, Paris, J'ai lu, 2000, 121 p.

CASTANS, Raymond, *Le grand dictionnaire des mots d'esprit*, Paris, Librairie Générale Française, 1998 (Livre de Poche), 571 p.

CHIRURGIEN, Estelle, *Comment trouver. La recherche d'information plaNETaire*, Québec, MultiMondes, 2001, 310 p.

DAVIS, Anne et Marie-Christine DEPRUND, *Comment vaincre la douleur*, Paris, Phare International, 2000, 130 p.

DURIEZ, Marc et Diane LEQUET-SLAMA, *Les systèmes de santé en Europe*, Paris, Presses Universitaires de France, 1998 (Que sais-je?, 3343), 127 p.

FAVIER, Laurie, *Les métiers de la santé*, Toulouse, Éditions Milan, 1995 (Les essentiels Milan), 64 p.

FITZNER, Pascal et Annie POULLALIÉ, *Les métiers de la santé*, Levallois-Perret, Jeunes Éditions, 2000, 278 p.

FRÉMY, Dominique et Michèle, *Quid 2000*, Paris, Robert Laffont, 1999, 2 032 p.

GIROL Didier, *La santé au dessert*, Québec, Éditions MultiMondes, 2000, 100 p.

Le Guide du consommateur canadien, Industrie Canada, 1999, 101 p.

HIRTZMANN, Docteur, *Troupeaux Humains: essai de psycho-pathologie collective*, Metz, Éditions Paul Even, 1936, 136 p.

HIRTZMANN, Ludovic, *Vivre au Québec*, Québec, MultiMondes, 2000, 412 p.

JOUY, Agnès, *Devenez l'artisan de votre santé*, Alleur, Marabout, 1994, 234 p.

LAGACÉ, Lorraine, *Internet : le guide de la santé*, Montréal, Logiques, 1997, 139 p.

LAVAL, Rose de, *La chirurgie esthétique*, Toulouse, Éditions Milan, 2000 (Les essentiels Milan), 64 p.

PACAUD, Gérard et Alain GAILLARD, *Le Guide Santé du voyageur*, Alleur, Marabout, 1995, 464 p.

Recueil des remèdes faciles et domestiques, Paris, Musier Père, 1765, 534 p.

Répertoire des services communautaires du Grand Montréal : bien-être, santé, loisirs, Montréal, Centre de référence du Grand Montréal, 1999-2000, 17ᵉ édition.

RÉVÉLANT, Olivier, *L'alimentation de demain : le règne des OGM*, Toulouse, Éditions Milan, 2001 (Les essentiels Milan), 64 p.

RÉVÉLANT, Olivier, *La médecine de demain : le gène apprivoisé*, Toulouse, Éditions Milan, 2001 (Les essentiels Milan), 64 p.

SALVA, Jean-Jacques, et Florence PORTELL, *Choisir l'homéopathie*, Paris, Phare International, 2000, 128 p.

SEGAL, Thomas, *Petite encyclopédie de l'inutile : tout ce qu'on ne vous a jamais appris à l'école*, Paris, First Éditions, 1998, 266 p.

STORA, Jean-Benjamin, *Le stress*, Paris, Presses Universitaires de France, 1991 (Que sais-je ?, 2575), 127 p.

Trucs santé pour être bien dans sa peau, Longueuil, Goélette, 2000, 183 p.

Les formulaires des Publications du Québec.

LES REVUES :

60 millions de consommateurs

Québec Science

Red Herring

Science et avenir

Science et vie

Télérama

Wired

Index général

A

Acupuncture 23
Adoption 48, 117
Agriculture biologique 32
Aide de dernier recours 56
Aînés 58, 119
Aînés (abus) 59
Alcool 64, 128
Allergies 111
Allocation de maternité 47
Allocations familiales 45, 115
Ambulance 9
Associations professionnelles 18, 89
Assurance chômage 55
Assurance emploi 55
Assurance maladie 7, 73
Aveugles 62, 125

B

Belgique 140
Bioéthique 34, 108
Bien-être social 56

C

Caisses de retraite 56
Carte d'assurance maladie 6
Carte d'assurance sociale 55
Carte Soleil 6
Centre local de services
     communautaires 9
Centres de documentation 67, 132
Centres de recherche 112
Centres hospitaliers 8, 74
Cliniques 12
Clonage 34
CLSC 9
Conseil de la famille et de l'enfance 53
Conseil des aînés 61
Conseil permanent de la jeunesse 53
Couverture médicale 20
Cyberdépendance 65

D

Dentistes 14, 77
DHEA 59
Dossier médical 38
Drogue 64

E

Enfants 53, 122

Éthique médicale 34

F

Famille 121
Fédérations de médecins 71
Forums de discussion 138
France 142

G

Garde en milieu scolaire 51
Garderies 50, 123

H

Handicapés 61, 124
Homéopathie 23

I

Industrie pharmaceutique 15
Infirmières et infirmiers 13, 75
Information médicale 81
        confidentialité 38
Info-Santé 13

J

Journaux médicaux 135
Justice 38

L

Listes de diffusion 138

M

Maladies professionnelles 26
Maladies rares 16
Manipulations génétiques 34
Médecine du futur 37
Médecine sportive 94
Médecines douces 23, 94
Médecine tropicale 23
Médecins 12, 71
Médicaments 17
Médicaments (mise en marché) 18

N

Nanotechnologies 39
NAS 55
Numéro d'assuré social 55

O

OGM 31, 106
Ordinateurs 26
Organismes d'aide 64, 128, 130
Organismes de santé 89
Organismes génétiquement
        modifiés 31, 106
Organismes européens 139
Organismes mondiaux 138

P

Personnes âgées 58, 119
Personnes handicapées 61, 124
Personnes non voyantes 62, 125
Pharmaciens 15, 79
Pharmacies ouvertes 24 h 80
Premiers soins 40, 114
Prestation de maternité 47
Prestation fiscale 45
Prestation spéciale d'allaitement 46
Prestation spéciale de grossesse 46
Programme APPORT 50
Programme d'aide aux parents 50

R

Régie de l'assurance maladie
        du Québec 6
Régime d'assurance médicaments 17
Régime de rentes du Québec 56
Régimes alimentaires 97
Règles juridiques 38
Rente d'orphelin 49
Répertoires dans Internet 134
Retraite 57, 119
Retraite (dans le monde) 57
Revues médicales 135

S

Santé alimentaire 31, 106
Santé au travail 99
Santé mentale 28, 102
Secourisme 114
Seniors 58, 119
Serment d'Hippocrate 12
Services de garde 50
Services d'urgence 40
Soins à domicile 14
Spécialités médicales 5
Stress (causes) 24
Suisse 143
Syndrome 16
Système de santé (dans le monde) 41

T

Thérapies géniques 38
Thermalisme 25
TMS 27
Troubles musculo-squelettiques 27

V

Vaccins 23
Victimes d'actes criminels 67
Voyage 22, 93

W

Web thérapie 29

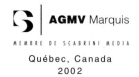 **AGMV** Marquis

MEMBRE DE SCABRINI MEDIA

Québec, Canada
2002